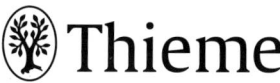

Praxishandbuch Influenza

Verstehen, vorbeugen, erkennen und behandeln

Georg E. Vogel

2., vollständig überarbeitete Auflage

60 Abbildungen
7 Tabellen

Georg Thieme Verlag
Stuttgart · New York

Prof. Dr. med. Georg E. Vogel
Stievestr. 5
80638 München

Bibliografische Information
der Deutschen Nationalbibliothek

Die Deutsche Nationalbibliothek verzeichnet
diese Publikation in der Deutschen National-
bibliografie; detaillierte bibliografische Daten
sind im Internet über http://dnb.d-nb.de
abrufbar.

Medizinische Redaktion:
Matthias Manych, Berlin

Mit freundlicher Unterstützung der
Roche Pharma AG, Grenzach-Wyhlen.

© 2011 Georg Thieme Verlag KG
Rüdigerstraße 14
70469 Stuttgart
Deutschland
Unsere Homepage: www.thieme.de

Printed in Germany

Zeichnungen: Ziegler + Müller,
Kirchentellinsfurt
Umschlaggestaltung: Thieme Verlagsgruppe
Titelabbildung unter Verwendung einer Vorlage
von Prof. Mark von Itzstein.
Satz: Ziegler + Müller, Kirchentellinsfurt
Druck und Buchbinder: Offizin Andersen Nexö
Leipzig GmbH, Zwenkau

ISBN 978-3-13-145812-4   1 2 3 4 5 6

Wichtiger Hinweis: Wie jede Wissenschaft ist
die Medizin ständigen Entwicklungen unter-
worfen. Forschung und klinische Erfahrung erweitern unsere Erkenntnisse, insbesondere was
Behandlung und medikamentöse Therapie an-
belangt. Soweit in diesem Werk eine Dosierung
oder eine Applikation erwähnt wird, darf der
Leser zwar darauf vertrauen, dass Autoren, He-
rausgeber und Verlag große Sorgfalt darauf ver-
wandt haben, dass diese Angabe **dem Wissens-
stand bei Fertigstellung des Werkes** entspricht.
Für Angaben über Dosierungsanweisungen und
Applikationsformen kann vom Verlag jedoch
keine Gewähr übernommen werden. **Jeder Benutzer ist angehalten,** durch sorgfältige Prüfung
der Beipackzettel der verwendeten Präparate
und gegebenenfalls nach Konsultation eines
Spezialisten festzustellen, ob die dort gegebene
Empfehlung für Dosierungen oder die Beachtung von Kontraindikationen gegenüber der Angabe in diesem Buch abweicht. Eine solche Prüfung ist besonders wichtig bei selten verwendeten Präparaten oder solchen, die neu auf den
Markt gebracht worden sind. **Jede Dosierung
oder Applikation erfolgt auf eigene Gefahr des
Benutzers.** Autoren und Verlag appellieren an
jeden Benutzer, ihm etwa auffallende Unge-
nauigkeiten dem Verlag mitzuteilen.

Geschützte Warennamen (Warenzeichen) werden **nicht** besonders kenntlich gemacht. Aus
dem Fehlen eines solchen Hinweises kann also
nicht geschlossen werden, dass es sich um
einen freien Warennamen handelt.
 Das Werk, einschließlich aller seiner Teile, ist
urheberrechtlich geschützt. Jede Verwertung
außerhalb der engen Grenzen des Urheber-
rechtsgesetzes ist ohne Zustimmung des Ver-
lages unzulässig und strafbar. Das gilt insbesondere für Vervielfältigungen, Übersetzungen,
Mikroverfilmungen und die Einspeicherung
und Verarbeitung in elektronischen Systemen.

Dieses Buch widme ich meiner Frau Claudia
und unseren beiden Kindern
Georg Rudolf und Chiara Eugenia.

Georg E. Vogel

Geleitwort

Die Grippe ist immer noch ein großes Gesundheitsproblem. Die sich verändernden Influenzaviren stellen uns jedes Jahr vor die Herausforderungen, die Prophylaxe anzupassen sowie schnell und entschieden gegen Ausbreitungswellen vorzugehen. In dieser Beziehung gehört das Jahr 2009 zu den historischen Jahren, denn wir haben einen globalen Grippeausbruch, eine Pandemie, erlebt. In kurzer Zeit führte das neue H1N1-2009-Virus zu hohen Übertragungsraten, global wuchs die Angst. Die Pandemie erinnerte uns an die potenziellen Gefahren dieser bedeutenden Infektionskrankheit.

Der Autor Georg Vogel bietet mit der zweiten Auflage dieses Buches ein hervorragendes Update nicht nur für die saisonale Influenza, sondern neueste Informationen und Bewertungen auch zur Pandemie.

Wie in der ersten Auflage liegt hier ein ausgezeichnetes Buch vor, das allen, die Influenzapatienten versorgen müssen, als Leitfaden dient. Das umfassende und trotzdem kompakte Buch ist auch für Leser interessant, die an der Gesundheitsversorgung beteiligt sind. Vor dem Hintergrund von Epidemiologie, wissenschaftlichen Grundlagen oder Klinik werden alle notwendigen Maßnahmen zur Vorbeugung, Erkennung und Behandlung dieser Infektionskrankheit dargelegt. Diesem Konzept folgt auch das besonders beachtenswerte neue Kapitel über die 2009-Pandemie.

Es ist extrem selten, in einem Buch solch eine aktuelle und kritische Gesamtdarstellung über eine Krankheit mit dieser Bedeutung zu finden. Ich bin ganz sicher, dass dieses Buch die medizinische Anleitung des Arztes zur Grippeinfektion ist.

Ich empfehle die zweite Auflage dieses Buches mit großer Begeisterung.

Mark von Itzstein

Professor für Medizinische Chemie
Direktor des Instituts für Glykomik
Griffith Universität, Australien

Vorwort zur 1. Auflage

Der niedergelassene Arzt hat es in der Hand, mit Prävention, Diagnose und Therapie seine Patienten vor Erkrankung zu schützen oder in sehr frühen Krankheitsstadien einzugreifen und sie damit in vielen Fällen vor einem Krankenhausaufenthalt zu bewahren. Als ich vor 20 Jahren den Wechsel von der Klinik in die Hausarztpraxis unternahm, war genau das mein Ziel. Und dieser Schritt brachte gleich eine richtungsweisende Erkenntnis: Jeder zweite Arztbesuch betraf den oberen Luftwegsinfekt. Bereits damals war bekannt, dass neun von zehn dieser Infekte viralen Ursprungs sind. Unter den viralen Infektionen ist die Influenza die schwerste und gefährlichste; sie liegt bei 10–15 % der Fälle vor.

Wir versuchten, dieses Alltagsgeschehen theoretisch und praktisch zu systematisieren, und es begann eine Entwicklung, bei der sich einem Mosaik ähnlich die Teile zu einem Ganzen fügten. Anfang der 1990er-Jahre beeinflusste in der Arbeitsgemeinschaft Influenza (AGI) Prof. Hans-Dieter Brede unseren weiteren klinischen Weg mit dem Satz: „Wer die Influenza kennt, kennt die gesamte Virologie", der bereits vor 50 Jahren in England geprägt wurde. Das wirkte sich unter anderem auf unsere gastroenterologische Arbeit aus: Um das Risiko von Virusübertragungen zu minimieren, führten wir die Videoendoskopie in die ambulante Praxis ein. Über die Verknüpfung zunehmender Erkenntnisse zur Immunologie und Virologie der Influenza mit den Erfahrungen aus meiner Klinikzeit hat sich der oben zitierte Satz immer wieder bestätigt. Schon früh in meinem Beruf wurde mir der kritische Faktor Zeit bei der Entwicklung der Minimal-Heparinisierung für die Akutdialyse Schwerverletzter deutlich vor Augen geführt: Eine nur 15 Sekunden verzögerte, niedrig dosierte Heparingabe konnte Leben retten. Ganz entscheidend hinsichtlich der Virusinfektionen war die Aussage von Raymond Koff (USA) in Zusammenhang mit dem akuten Leberversagen (ALV): „Ziel der Therapie ist es, Zeit zu gewinnen."

Ein Schlüsselerlebnis war die foudroyante Infektion meiner damals 6 Monate alten Tochter Chiara. Meine Frau fand unser zuvor gesundes Kind nachts leblos, blauschwarz verfärbt, mit weiten Pupillen vor. Es an den Füßen haltend, schlug ich dem Baby mit der Faust in den Rücken, worauf der Herzschlag wieder einsetzte und überschüssiges, finales Wasser aus der Lunge herauskam. Eine Komplementbindungsreaktion ergab einen erhöhten Titer gegenüber Influenza. Schlussfolgerung: Bei unserer Staphylokokken-tragenden Tochter kam es mit dem Influenzavirus als Auslöser zu einer überschießenden Zytokinreaktion und dadurch zu einem Capillary-Leak-Syndrom. Von da an war ich überzeugt, dass wir nur dann eine Chance haben, wenn wir eine Substanz in die Hände bekommen, die die Virusvermehrung verhindern kann.

1999 war dann der erste Neuraminidase-Hemmer auf dem Markt und wir wagten auf Grundlage unserer klinischen Erfahrungen den ersten Heilversuch an einem 96-jährigen Patienten. Dafür war selbstverständlich ein Virusnachweis nötig. Deshalb wurde eine Probe per Boten zur PCR-Analyse nach Hannover zum damaligen Nationalen Referenzzentrum für Influenza geschickt. Um 16.30 Uhr desselben Tages kam per Telefon der Befund: Influenza-positiv. Wir begannen sofort mit der Behandlung und schon Stunden später verbesserte sich bei dem Patienten der klinische Zustand (s. Kap. 12).

Es war mir klar, dass das Warten auf die PCR-Ergebnisse verlorene Zeit im Sinne der jetzt möglichen Therapie war. Wir brauchten dringend ein Instrument für eine frühestmögliche Diagnose – einen Grippe-Schnelltest. Mit den antiviralen Medikamenten begann dann auch die Entwicklung dieser Schnelldiagnostik für die Arztpraxis. Von da an prüften wir die Wirksamkeit der Grippe-Schnelltests (immer die auxiliären Laborergebnisse als Bestätigung heranziehend) und konnten als Resultat die Therapieentscheidung wesentlich früher treffen, möglichst nah am plötzlichen Krankheitsbeginn. Aus den Erfahrungen mit über 205 nachgewiesenen und ausgewerteten Influenzafällen – über 50 % der Patienten kamen am ersten Tag zu uns – lernten wir, dass wir die Replikation des Influenzavirus früh stoppen können und dann das Immunsystem mit dem Erreger selber fertig wird. Keiner unserer Patienten musste stationär behandelt werden. Wenn wir am Tag 1 behandeln, gibt es keinen Tag 2 und 3.

Jetzt, da die Mosaiksteine ein erkenn- und erklärbares Bild ergeben, soll dieses Buch unter anderem zum Nachdenken über die immunologischen und virologischen Zusammenhänge der Influenza und die nicht nur wissenschaftlich-medizinischen Konsequenzen daraus anregen. Denn auch auf die Influenza trifft zu: „Das Leben ist kurz, die Kunst ist weit, der günstige Augenblick flüchtig", und „der Arzt muss nicht nur bereit sein, selber seine Pflicht zu tun, er muss sich auch der Mitwirkung des Kranken, der Gehilfen und der Umstände sichern" (1. Hippokratischer Aphorismus). Es besteht heutzutage eine besonders wirtschaftlich und naturwissenschaftlich-technisch geprägte Divergenz im Arztsein. Gerade Hausärzte sollten dem eine Konvergenz wieder hin zum ganzheitlich-humanitären Handeln entgegensetzen.

München, im Oktober 2007 Prof. Dr. Georg E. Vogel

Vorwort 2. Auflage

Das Jahr 2009 wird in die Geschichte der Influenza eingehen. Es begann mit einer ungewöhnlich frühen epidemischen Welle, schon Anfang Januar kamen erste Patienten in die Praxen. Zu ihnen gehörte auch eine 46-jährige Frau in Ulm, die ihrer Influenza erlag. Dass es sich um eine besonders heftige Grippewelle handeln sollte, erwies sich in den darauffolgenden Wochen. Ende Februar war auf den topografischen Surveillance-Karten das gesamte Bundesgebiet mit rot überzogen – höchste Intensität. Tatsächlich war diese Influenza im Vergleich zu den vorangegangen Saisons 4–5-mal stärker. Mit dem in Europa vorherrschenden Virus A/H3N2 erreichte die Influenza in Deutschland einen Anteil von 96 % aller meldepflichtigen Infektionskrankheiten.

Ende März 2009 trat dann ein, was von Experten seit Jahren erwartet wurde und trotzdem alle überraschte. Aus Mexiko, besonders in der Umgebung großer Schweinefarmen, und den USA wurde das Auftreten von ungewöhnlichen Grippefällen gemeldet. Zunächst in Mexiko verbreitete sich das Virus erschreckend schnell. Dessen Steckbrief stand dann im April fest: Statt um A/H5N1, dem Vogelgrippevirus, handelte es sich um A/California/04/2009 (H1N1). Und die genetischen Spuren belegten, dass mit Anteilen vom Menschen, von Vögeln und Schweinen ein völlig neues A/H1N1-Virus entstanden war. Im Laufe der nächsten Wochen entwickelte sich die Epidemie zur Pandemie, A/H1N1-2009 infizierte Menschen rund um den Globus und die WHO hat am 11.6.2009 mit Stufe VI den Pandemiefall ausgerufen.

Die ganze Welt war betroffen und verunsichert. Wie in der 1. Auflage dieses Buches formuliert, müssten im Pandemiefall die entsprechenden Pläne konzentriert und konzertiert umgesetzt werden. Doch es entstand eine Kakofonie von Expertenmeinungen sowie gegebenen und widerrufenen Empfehlungen der beteiligten Institutionen. Rationale Stimmen waren seltener zu hören, eine klare Linie nicht zu erkennen. Der irreführende Name „Schweinegrippe" hat es zumindest in den deutschen Medien schnell zum dritthäufigst verwendeten Begriff gebracht. Die positive Seite: Es gab noch nie eine so offene Diskussion über Grippe und Impfung.

Unsere Haltung zu dem für Deutschland vorgesehen Pandemie-Impfstoff entsprach dem Grundsatz: Primum nil nocere. Ein Aspekt ärztlichen Handels ist es, Gefühle und Meinungen der Patienten ernst zu nehmen. Man könnte auch sagen, der Publikumsjoker hat immer Recht. Daher haben wir den Willen der 92 % Patienten, die sich nicht impfen lassen wollten, akzeptiert. Basis dafür war die Sicherheit aus 10 Jahren Erfahrung in Pathophysiologie, Diagnose und antiviraler Therapie der Influenza.

Am 9. 7. 2009 behandelten wir unseren ersten Patienten mit A/H1N1-2009, Nr. 661 von insgesamt ca. 220 000. Bei ihm und allen weiteren 24 Fällen ließ sich das mit saisonaler Influenza gesammelte Wissen ohne Ausnahme auf die pandemische Situation übertragen. Allen Patienten konnte rein ambulant geholfen werden. Auffällig war besonders die hohe Infektiosität unabhängig von Klima bzw. Jahreszeit. Während des Münchener Oktoberfestes hatten wir deutlich mehr und vor allem junge Patienten in unserer Praxis.

A/H1N1-2009 ist nicht durchweg harmlos und mit dem bisherigen Verlauf hatten wir Glück. Eine Überschrift in der Wochenzeitung „Die Zeit" hat es gut charakterisiert: „Grippe zum Üben". Als ich im Juli 2009 auf dem World Summit of Antivirals über unsere Erkenntnisse berichtete, lautete die Botschaft: Frühe Diagnose, frühe Therapie. Tatsächlich bestätigte sich das Prinzip der Frühzeitigkeit und der Leitsatz Raymond Koffs, wonach die Therapie darauf zielt, Zeit zu gewinnen. Einige A/H1N1-Patienten gerieten in Notfallsituationen mit der Notwendigkeit zum extrakorporalen Kreislauf. Besonders bei schweren Grunderkrankungen kam es zu Fällen akuten Lungenversagens. Davon müssen aber Situationen differenziert werden, bei denen die Kaskade von schwerer Entzündungsreaktion, gestörter Mikrozirkulation, Sauerstoffmangel, Lungenschädigung bis zum akuten Atemnotsyndrom nicht rechtzeitig durch antivirale Behandlung unterbrochen wurde. Das aber kann der Hausarzt erreichen und gleichzeitig überlastete Intensivstationen vermeiden – sicher auch mit einem positivem Kosten-Nutzen-Verhältnis.

Die 2. Auflage des Praxishandbuchs ist wesentlich durch die Pandemie motiviert worden. Doch nur mit den Erfahrungen, die bei saisonalen Influenzawellen gemacht wurden, ist es möglich, einer Pandemie zu begegnen. Die Erkenntnisse sind nun durchweg aktualisiert und münden in das vollständig neuverfasste Pandemiekapitel.

München, im Herbst 2010   Prof. Dr. med. Georg E. Vogel

Abkürzungsverzeichnis

AGI	Arbeitsgemeinschaft Influenza am Robert Koch-Institut
APP	Akutphase-Protein
ARDS	Atemnotsyndrom (Acute Respiratory Distress Syndrome)
ARE	Akute respiratorische Erkrankung
CAP	Ambulant erworbene Pneumonie (community acquired pneumonia)
CRP	C-reaktives Protein
HA	Hämagglutinin
HA0	Hämagglutinin-Vorläufermolekül
Il	Interleukin
INF	Interferon
MHC	Haupt-Histokompatibilitätskomplex (Major Histocompatibility Complex)
NA	Neuraminidase
NI	Neuraminidase-Inhibitoren
RKI	Robert Koch-Institut
RNS	Ribonukleinsäure
RSV	respiratorisches Synzytialvirus (Respiratory Syncytial Virus)
TNF	Tumornekrosefaktor

Inhaltsverzeichnis

1 Einführung

Husten, Schnupfen, Heiserkeit – schon vermeintlich banale Infekte müssen ernst genommen werden, können sie doch wie im Fall des respiratorischen Synzytialvirus (RSV) ernsthafte bis tödliche Folgen haben. In den Herbst- und Wintermonaten der Jahre 1990–1991 bis 1998–1999 verursachte das RSV in den USA jeweils mehr als 17 000 Todesfälle [1]. Umso mehr ist die Influenza zu beachten, da sie für eine etwa 3-fach höhere Todesrate verantwortlich ist. *Influenza ist die gefährlichste Atemwegserkrankung und komplikationsträchtigste Virusinfektion und muss strikt von weniger gravierenden respiratorischen Infekten, den sogenannten „Erkältungen" unterschieden werden.*

Direkt betroffen von der Infektion mit dem Influenzavirus sind zunächst der obere und der untere Respirationstrakt mit begleitenden Symptomen wie schwerem allgemeinem Krankheitsgefühl, hohem Fieber, Kopfschmerzen und Myalgien. Sowohl die medizinischen als auch die sozioökonomischen Auswirkungen der Influenza sind bedeutend.

Diese Erkenntnisse sind altbekannt und vielfach nachzulesen. Dennoch haben sie weder ausreichend Eingang in die klinische Praxis gefunden noch an Bedeutung oder Aktualität verloren: Das Robert Koch-Institut (RKI) in Berlin hat im Frühjahr 2007 Influenzaviren als die bedrohlichsten Krankheitserreger bewertet. In einer 85 Viren und Bakterien umfassenden Liste stehen sie vor Hepatitis-C-Viren, MRSA und HIV an erster Stelle. Die Saison 2008/2009 hat diese Einordnung bestätigt: Von der 1.–34. Woche 2009 wurden insgesamt 40 929 Influenzafälle gemeldet – das waren 96,1 % aller meldepflichtigen Infektionskrankheiten [2].

Kritischster Faktor bei dieser akuten respiratorischen Erkrankung (ARE) ist die Zeit, genauer gesagt der Zeitmangel. Das zeigt sich bereits in dem plötzlichen und massiven Krankheitsbeginn (Sudden Onset), dessen Ursache eine rasante Virusreplikation ist. Innerhalb weniger Stunden vermehrt sich das Virus tausendfach. Konfrontiert mit dieser immensen Viruslast reagiert der Körper mit einem „*Zytokinsturm*", der die plötzlich auftretende dramatische Klinik bedingt. Diese äußert sich beispielsweise in einer typischen Physiognomie des Patienten, die das drohend Bevorstehende ahnen lässt. Im Gegensatz zu anderen viralen ARE-Erregern lösen Influenzaviren neben der lokalen auch eine generalisierte Infektion aus. Die Folge sind Endothelschäden, die sich nicht auf die oberen Luftwege beschränken und zu pulmonalen, zentralnervösen, gastrointestinalen und, das muss speziell beachtet werden, kardialen *Komplikationen* führen können – bei jedem 5. Patienten. Besonders gefährlich ist die Prädisponierung zu bakteriellen Sekundärinfektionen, den sogenannten Superinfektionen, mit oft schwerwiegenden Verläufen, die für Risikopatienten tödlich enden können. Bereits 2005 konnten wir zeigen, dass Influenza in ursächlichem Zusammenhang mit den häufigsten Krankheiten in der Bevölkerung steht:

1. ambulant erworbene Pneumonie,
2. Herzinfarkt,
3. Schlaganfall [3].

Der Zeitmangel spiegelt sich auch in der typisch raschen Ausbreitung der Influenza wider, die in Ballungsräumen in relativ kurzer Zeit zu Morbiditätsraten von bis zu 80 % der Bevölkerung führen kann. Hier spielt auch der internationale Reiseverkehr eine wichtige Rolle – neue Virus-Subtypen brauchen nur wenige Stunden für die interkontinentale Verbreitung und Krankheitsausbrüche gibt es überall auf der Welt, Jahr für Jahr. Allein die saisonale Influenza ist zu einer globalen Herausforderung geworden. Geradezu exemplarisch kann seit April 2009 die globale Verbreitung an der neuen pandemischen Influenza A/H1N1-2009 beobachtet werden. Schon im Juli 2009 widmete sich auf dem 2. World Summit of Antivirals in Peking, auf dem es eigentlich „nur" neben anderen Themen um die Influenzatherapie ging, eine eigene Sitzung der A/H1N1-2009-Entwicklung.

Aber immer noch wird die Influenza auf fatale Weise von Ärzten und Betroffenen unterschätzt. In der Konsequenz wird unter anderem die Schutzimpfung völlig unzureichend genutzt. Trotz vieler gut belegter Tatsachen bezeichnen sogar manche Experten Influenza mitunter als „selbstlimitierend" – eine Fehleinschätzung, die angesichts der Komplikationen schwerwiegende Folgen haben kann. Zur allgemeinen Unterschätzung auf Ärzte- wie auf Patientenseite hat sicher auch die Begriffsverwirrung mit „Erkältung", „Grippe", „echte Grippe" „grippaler Infekt", „Virusgrippe" beigetragen. Es sei hier noch einmal betont: Sowohl Influenza als auch z.B. RSV sind die Ursache für substanzielle Morbidität und Mortalität. Therapeutisch notwendige Eindeutigkeit wird erreicht, wenn die subjektive Beurteilung mit geeigneten Nachweisen verifiziert wird.

Was ist also zu tun? Zu warten oder den Freitagnachmittagpatienten mit dem Hinweis „regelmäßig Fieber messen" auf Montag vertrösten können wir uns wegen der knappen Zeit nicht erlauben. Geboten ist vielmehr schnelles und entschiedenes ärztliches Handeln. Dafür sind inzwischen verschiedene effektive Instrumente entwickelt worden, die Prophylaxe, Diagnose und Therapie entscheidend verbessert haben und es uns außerdem ermöglichen, Influenzapatienten rein ambulant zu behandeln.

Ein besonderes Augenmerk wird in den folgenden Kapiteln immer wieder auf Kinder gelegt, weil leider auch bei ihnen die Krankheit unterschätzt wird. Kinder sind während einer Influenzaepidemie besonders gefährdet, denn ihr Erkrankungsrisiko ist gegenüber Erwachsenen 3-mal höher und sie sind besonders häufig von Komplikationen betroffen. Die Beschreibung der Symptome fällt Kindern häufig schwer, zudem kann das Beschwerdebild völlig anders aussehen. Unsere diagnostische Objektivierung muss deshalb auch auf Kleinkinder und Kinder übertragen werden. Kinder mit ihrem in Reifung befindlichen Immunsystem sind das Feuer jeder Influenzaepidemie. Sie sind in Kindergärten oder Schulen die Multiplikatoren des Virus, das dann häufig aus diesen Situationen in die Familien kommt.

Mit diesem Buch für die Kitteltasche soll nicht nur aktuell informiert werden. Die lange und intensive praktische wie theoretische Auseinandersetzung mit der Grippe führte in der Konsequenz zu einem Konzept des ärztlichen Vorgehens, das hier zusammengefasst als Leitfaden besonders allen Kolleginnen und Kollegen in der Hausarztpraxis dienen soll. Denn der Hausarzt übernimmt bei der Influenza die Schlüsselposition. Aber auch Ärzte im Notdienst und in den Klinikambulanzen sind angesprochen, sehen sie doch während einer Grippewelle ebenfalls viele Influenzapatienten.

Literatur

[1] Thompson W et al. Mortality associated with influenza and respiratory syncytial virus in the United States. JAMA 2003; 289: 179–186

[2] Epidemiologisches Bulletin, Nr. 37, S. 376, 14. 9. 2009

[3] Vogel GE et al. Influenza Virus, Inflammation, Arteriosclerosis. Correlation for Prognosis and Prevention in Outpatient Care. Poster, Conference: "Cytokines and Inflammation", San Francisco, USA, 2005

2 Epidemiologie

Die Influenza ist die letzte große klassische Seuche mit einem hohen globalen Erkrankungspotenzial. Bei den jährlichen Epidemien werden weltweit etwa 3 – 5 Millionen Menschen von schweren Krankheitsverläufen betroffen, zwischen 250 000 und 500 000 Patienten sterben an einer Influenza [1]. Für die USA geht man von 22 000 – 34 900 jährlichen influenzaassoziierten Todesfällen aus [2]. Insgesamt wird die Erkrankungsrate bei Erwachsenen auf 5 – 10 % und bei Kindern auf 20 – 30 % geschätzt [3]. Am häufigsten werden Kinder im Alter von 5 – 9 Jahren infiziert, aber von schwerer Morbidität und Mortalität sind überwiegend Kinder unter 2 Jahren und ältere Menschen betroffen, außerdem Patienten mit Risikofaktoren wie pulmonalen oder kardiovaskulären Erkrankungen, Stoffwechselkrankheiten, Niereninsuffizienz oder Immunsuppression (Abb. 2.1). Während in den Regionen mit gemäßigtem Klima Epidemien vor allem im Winter auftreten, existiert in den tropischen Ländern eine ganzjährige Virustransmission.

In Deutschland, wo es normalerweise in den Wintermonaten zu 6 – 8-wöchigen, unterschiedlich stark ausgeprägten Epidemien kommt, erkranken im jährlichen Durchschnitt etwa 5 % der Erwachsenen und 20 % aller Kinder an Influenza A oder B [4]. An Schulen z. B. kann während einer Grippesaison die Abwesenheitsrate 60 – 80 % erreichen [5]. Das Erkrankungsrisiko besteht

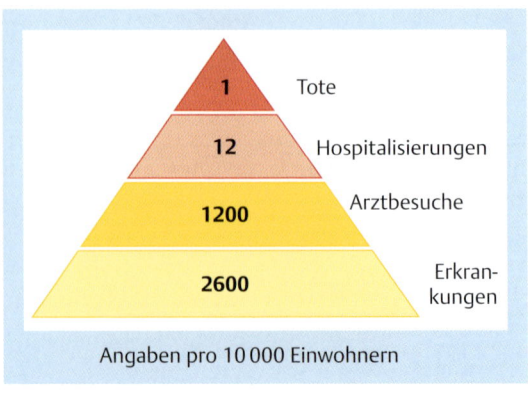

Abb. 2.1 Morbiditäts- und Mortalitätsraten als Folge einer Influenza (Quelle: verändert nach K. Nichol, Arch Intern Med 2001).

1 Tote
12 Hospitalisierungen
1200 Arztbesuche
2600 Erkrankungen
Angaben pro 10 000 Einwohnern

grundsätzlich für alle Altersgruppen, influenzabedingte Krankenhauseinweisungen betreffen aber hauptsächlich Kleinkinder und ältere Patienten. In der Gruppe der älteren Personen kommt es auch zu den meisten Sterbefällen infolge einer Influenza [6].

2.1 Epidemie

Bei lokal begrenzten und saisonalen Influenzaausbrüchen sowie einer Infektionsrate von 10–20% der Gesamtbevölkerung eines Landes spricht man von einer Epidemie. In Deutschland muss bei moderaten Epidemien, wie beispielsweise 1996/1997, mit über 2 Millionen zusätzlichen Arztbesuchen und 30000 zusätzlichen Krankenhausaufnahmen gerechnet werden. Im jährlichen Durchschnitt verursacht die saisonale Influenza nach Angaben des RKI 8000–11000 zusätzliche Todesfälle, 1995/95 stieg die Zahl auf 30000 [7]. Im Winter 2002/2003 starben 12000 bis 20000 Menschen an dieser Virusinfektion [8] und damit bis zu 4-mal mehr als durch Verkehrsunfälle und 40-mal mehr als durch AIDS. Damit liegen die Zahlen in einem vergleichbaren Bereich zu den USA. Hier forderten die jährlichen Grippeepidemien von 1995–2005 durchschnittlich ca. 23000 Tote, was etwa 1% aller Todesfälle entspricht [9].

Bei den Mortalitätsangaben muss von einer hohen Dunkelziffer bei der influenzabedingten Mortalität ausgegangen werden, weil viele Todesfälle auf andere Grund- oder finale Erkrankungen zurückgeführt werden [10]. Dabei werden gerade noch kompensierte Organ- und Stoffwechselkrankheiten sowie stumme, latente Infektionen durch eine Influenza dekompensiert.

2.2 Pandemie

Bei einer Pandemie werden Menschen weltweit und nicht saisonal begrenzt durch ein Influenzavirus vom Typ A infiziert, das sich hocheffektiv von Mensch zu Mensch verbreitet und schwere Krankheitsverläufe hervorruft. Es handelt sich dabei um Typ-A-Viren, die entweder neu entstanden (s. Kap. 6 Virologie) oder lange Zeit nicht aufgetreten sind und dann in einem Tierreservoir überdauert haben.

Die Erkrankungs- und Sterblichkeitsraten einer Pandemie sind vielfach höher als selbst bei schweren Influenzaepidemien. Abgesehen von der extrem verheerenden „Spanischen Grippe" 1918/19 starben im Laufe der beiden weiteren Pandemien des 20. Jahrhunderts (1957/58, 1968/69) schätzungsweise jeweils 1 Million Menschen. Aus diesen Zeitabständen wurde abgeleitet, dass

Pandemien alle 10–40 Jahre möglich sind. Aufgrund der Entwicklungen gingen viele Experten von einer kurz bevorstehenden H5N1-Pandemie aus.

Tatsächlich hat uns das aggressive Vogelgrippevirus H5N1 spätestens seit dem Jahr 2007 die Pandemiegefahr stärker ins Bewusstsein gerückt, und es wurde wiederholt die Frage gestellt: *Sind wir auf eine Pandemie vorbereitet?* 40 Jahre nach der letzten Pandemie hat die WHO jedoch für ein anderes, neues Virus, A/H1N1-2009, am 11. Juni 2009 den Pandemiefall erklärt und es wird sich erweisen, inwieweit die geplanten Maßnahmen greifen werden.

Neben den Vorbereitungen auf internationalen und nationalen Ebenen befindet sich auch oder sogar gerade in der aktuellen Pandemiesituation die tatsächlich nächstliegende Chance einer Intervention vor der Tür unserer Hausarztpraxen. Ein Beispiel: In der Saison 2004/05 haben wir 57 nachgewiesene Influenzapatienten und ihr familiäres Umfeld mit 258 Personen erfolgreich antiviral behandelt bzw. vor Ansteckung bewahrt. 2005 hieß es in Veröffentlichungen von Science and Nature, dass es durch Kombination aller medikamentösen und sozialen Maßnahmen möglich sei, eine Pandemie regional so zu begrenzen, dass sie ausstirbt, mithin *lokal zu handeln, um global zu stoppen* [11,12]. Dazu braucht es Erfahrung in der Anwendung der Schnelldiagnostik und der antiviralen Therapie sowie deren frühzeitige, konsequente Anwendung. In der 1. Auflage des Praxishandbuchs stand an dieser Stelle, dass Patienten und Ärzte von den wiederkehrenden Epidemien lernen müssen, um auf eine Pandemie vorbereitet zu sein. In gewisser Hinsicht haben wir Glück, denn mit dem im Vergleich zum H5N1-Virus bisher kaum bis wenig aggressiven A/H1N1-2009-Virus haben wir die reelle Chance, Patienten effektiv zu helfen und die Pandemie einzudämmen (s. Kapitel 13 Pandemie).

Literatur

1   WHO fact sheet Nr. 211, April 2009
2   Shay D et al. Comparing Methods for Estimating Influenza-associated Deaths in the United States: 1976/1977 through 2002/2003 Respiratory Seasons. Abstract O7, Conference "Options for the Control of Influenza VI", Toronto, Canada, 2007
3   WHO. Weekly epidemiological record. 2005; 33: 277–288
4   Lange C. Neue Krankheitsbilder durch pneumotrope Viren. Dtsch Med Wochenschr 2005; 130: 1385–1391
5   Vogel GE. Life-threatening complications of influenza: neuramidase inhibitors even after 48 hours? Poster, 2nd European Influenza Conference, Malta, 2005
6   Nationaler Pandemieplan, Robert Koch-Institut, Stand Mai 2007

[7] Epidemiologisches Bulletin Nr. 43, S. 442, 26.10.2009

[8] Presseerklärung Robert Koch-Institut vom 22.9.2003

[9] Foppa IM, Hossain M. Revised estimates of influenza-associated excess mortality, United States, 1995 through 2005. Emerg Themes Epidemiol 2008; 5: 26

[10] Ryan J et al. Establishing the health and economic impact of influenza vaccination within the European Union 25 countries. Vaccine 2006; 24: 6812–6822

[11] Lange W, Vogel GE. Influenza: Klinik, Virologie, Epidemiologie, Therapie und Prophylaxe. Berlin: ABW Wissenschaftsverlag, 2004

[12] Longini IM et al. Containing Pandemic Influenza at the Source. Science 2005; 309: 1083–1087

[13] Ferguson NM et al. Strategies for containing an emerging influenza pandemic in Southeast Asia. Nature 2005; 437: 209–214

3   Gesundheitsökonomische Auswirkungen

Weltweit werden akute Morbiditäten in allen Altersstufen am häufigsten durch Infektionen der oberen Luftwege hervorgerufen. Die volkswirtschaftlichen Kosten betragen in den USA 40 Milliarden US$ jährlich – Influenza nicht eingerechnet [1]. Hier verursachen die jährlichen Grippeepidemien nach Berechnungen aus dem Jahr 2007 direkte medizinische Kosten in Höhe von 10 Milliarden US$, Verluste durch Krankheit und Tod von etwa 16 Milliarden US$ und eine geschätzte gesamtwirtschaftliche Belastung in Höhe von 87 Milliarden US$ [2]. Zur Verdeutlichung der möglichen gesundheitsökonomischen Auswirkungen einer Grippeepidemie in Deutschland soll die Saison 2004/05 dienen, die von der Arbeitsgemeinschaft Influenza (AGI) am RKI als heftige Influenzawelle eingestuft wurde [3]. In Zahlen ausgedrückt:

- influenzaassoziierte Arztbesuche: ca. 4,8 bis 6,2 Millionen
- influenzaassoziierte Arbeitsunfähigkeiten: ca. 1,8 bis 2,4 Millionen
- influenzaassoziierte Krankenhauseinweisungen: ca. 22 000 bis 32 000
- influenzaassoziierte Todesfälle (geschätzt): 15 000 bis 20 000

Um für die sich daraus ergebenden Krankheitskosten Berechnungen bzw. hinreichend zuverlässige Abschätzungen ableiten zu können, bedient man sich der Daten aus den Krankenakten der Primärversorger und den zusammengefassten Daten der Krankenversicherungen oder Gesundheitsstatistiken. Hieraus sind entweder Bottom-up- oder Top-down-Analysen möglich. Bei Ersterer werden Daten „von unten" aus den Praxen verwendet, im anderen Fall die zusammengefassten.

Für die mittelschwer verlaufene Influenzaepidemie 1995/96 ergab eine Bottom-up-Auswertung jährliche influenzabedingte Gesamtkosten von knapp 900 Millionen Euro. Die direkten Kosten für ambulante Betreuung, Medikamente, Krankenhausbehandlung und Rehabilitation lagen dabei unter 10 %. Eine Top-down-Analyse für den gleichen Zeitraum lag wesentlich höher: Direkte Kosten von knapp 450 Millionen Euro und indirekte Kosten durch Arbeitsausfall, Sterbegeld und Leistungen wegen Erwerbsunfähigkeit von etwa 2,2 Milliarden Euro – Gesamtkosten also von ca. 2,65 Milliarden Euro [4]. Zahlen seitens der Krankenkassen lagen bei etwa 1 Milliarde Euro pro Jahr, sodass Influenzajahreskosten zwischen etwa 1 und 2,5 Milliarden Euro als wahrscheinlich angesehen wurden.

Dagegen kann beispielsweise durch die Influenzaimpfung bei älteren Menschen die Rate der Krankhauseinweisungen wegen Pneumonien oder Influenza um 48 % beziehungsweise 57 % und wegen Herzinsuffizienz um 37 % gesenkt werden. Für jede geimpfte Person reduzieren sich damit die Kosten für Diagnostik und Therapie um ca. 90 Euro pro Jahr. Im Bereich der indirekten Kosten, die 80 – 90 % der Gesamtkosten ausmachen, geht der Löwenanteil zulasten der Arbeitsunfähigkeiten. Die Kosten entstehen natürlich durch die Erkrankten selbst, aber auch durch gesunde Erwachsene, die ein krankes Kind zu Hause betreuen müssen [5]. Da die Anwendung der Neuraminidase-Hemmer die Krankheitsdauer deutlich verkürzen kann, ist durch die potenziell schnellere Arbeitsaufnahme mit erheblichen Einsparungen bei den indirekten Kosten zu rechnen. Reduzierungen bei Nachuntersuchungen, Krankenhauseinweisungen und Antibiotikagabe durch die antivirale Therapie bringen zusätzliche Kostendämpfungseffekte bei den direkten influenzabedingten Kosten.

Für den Fall einer Pandemie hat das Rheinisch-Westfälische Institut für Wirtschaftsforschung (RWI) errechnet, dass in Deutschland der wirtschaftliche Schaden bis zu 75 Milliarden Euro erreichen kann [6]. Hier bleibt die Entwicklung der H1N1-09-Pandemie abzuwarten und die Auswertung des Winters 2009/2010 wird möglicherweise verwertbare Daten liefern.

Eines wird klar: Auch rein ökonomisch betrachtet ist die Influenza alles andere als eine „banale" Erkrankung. Die genannten Zahlen sind auch gewichtige Argumente für die rechtzeitige Anwendung der zur Verfügung stehenden prophylaktischen und therapeutischen Möglichkeiten.

Literatur

1 Padberg J, Bauer T. Erkältungskrankheiten. Dtsch Med Wochenschr 2006; 131: 2341 – 2349
2 Molinari NA et al. The annual impact of seasonal influenza in the US: measuring disease burden and costs. Vaccine 2007; 25: 5086 – 5096
3 Saisonabschlussbericht der Arbeitsgemeinschaft Influenza 2004/2005. Hrsg.: Arbeitsgemeinschaft Influenza (AGI) unter Leitung des Robert Koch-Instituts (RKI). Berlin, 2005
4 Szucs TD et al. Costs of influenza in Germany 1996 – a cost of illness study. Poster P2309, European Respiratory Society Annual Conference, Madrid, 1999
5 Szucs TD. Gesundheitsökonomische Aspekte der Influenza. In: Vogel GE, Lange W (Hrsg). Influenza – neue diagnostische und therapeutische Chancen. Stuttgart, New York: Thieme, 2000
6 Pressemitteilung des Instituts für Management- und Wirtschaftsforschung (IMWF), 14. 3. 2007

4 Surveillance

Ob Prophylaxe, Diagnostik oder Therapie – bei allen Bemühungen, influenzabedingte Belastungen zu minimieren, hält der *Hausarzt* die Fäden in der
Hand. Die nachweislich wirksamen und damit medizinisch gebotenen Maßnahmen haben eine entscheidende Gemeinsamkeit: *Frühzeitigkeit.* Ein wichtiger Baustein des ärztlichen Handelns ist daher auch die rechtzeitige Aufmerksamkeit gegenüber dem Auftreten neuer Grippewellen. Hinsichtlich
des Einzugsgebiets der eigenen Praxis sind zusätzlich Informationen der regionalen bzw. lokalen Medien interessant, aber auch Berichte von Kollegen,
aus Schulen, Kindergärten oder Pflegeeinrichtungen. Es hat sich gezeigt,
dass Schulfehlzeiten ein recht guter Indikator für bevorstehende Epidemien
sind: Wenn an 2 aufeinander folgenden Tagen 4% der Schüler fehlen, kann
mit 84% Sensitivität und 77% Spezifität von einer sich entwickelnden Grippeepidemie ausgegangen werden [1].

Gut informierte Erstversorger haben es in der Hand, die individuellen und
gesellschaftlichen Krankheitsbelastungen erheblich zu reduzieren.

Zur Überwachung der weltweiten Influenzasituation besteht seit 1952 das
WHO Global Influenza Surveillance Network, dem 5 WHO Collaborating Centers (in Australien, Großbritannien, Japan, USA) und mittlerweile 128 nationale Einrichtungen in 99 Ländern angehören. Letztere wurden von der WHO
als nationale Referenzzentren für Influenza (NRZ) anerkannt und haben die
Aufgabe, Influenzaviren zu isolieren und zu typisieren. Neu isolierte Stämme
werden den Collaborating Centers zur weiteren Antigen- und genetischen
Analyse zugeschickt. Gleichzeitig besteht durch dieses WHO-Netzwerk ein
weltweites Alarmsystem für das Auftreten von potenziell pandemischen Influenzaviren.

Informationen über die jeweils aktuelle Ausbreitung werden für den Arzt
dann bereits interessant, wenn die Grippeepidemie in seinem Kontinent oder
länderübergreifenden Großraum wie z. B. Mitteleuropa angekommen ist bzw.
gerade beginnt. Erstens, weil wegen des hohen Ausbreitungstempos die
nächsten Erkrankungen schon im Einzugsbereich der eigenen Praxis auftreten können, und zweitens, weil oft die Richtung erkennbar ist, in der eine Influenzawelle rollt. So lässt sich in Europa bei 4 von 7 Epidemien eine West-
Ost-Verlagerung der Influenzaaktivität feststellen [2]. Sehr nützlich hinsichtlich der europäischen Situation sind die Informationen des European Influen-

za Surveillance Scheme (EISS). Der wöchentliche Surveillance-Bericht reflektiert die momentane Krankheitsaktivität für insgesamt 30 Länder. Über eine interaktive Karte auf der EISS-Homepage (www.eiss.org) gelangt man direkt zu den Informationen der nationalen Institutionen.

In Deutschland werden im Sentinelsystem zur syndromischen Überwachung von akuten respiratorischen Erkrankungen der AGI Daten von derzeit 847 ehrenamtlich mitarbeitenden Ärzten aus 699 Praxen und den Gesundheitsämtern übermittelt werden. Sie repräsentieren mehr als 1 % aller Primärversorger in Deutschland und sind über die Regionen vergleichbar verteilt. Daraus entstehen Berichte, die während der Influenzasaison wöchentlich aktualisiert über die Homepage der AGI (www.influenza.rki.de) veröffentlicht werden. Die Daten für die Überwachung der influenzaassoziierten Morbidität basieren auf der Inzidenz der ARE, die als Pharyngitis, Bronchitis oder Pneumonie mit oder ohne Fieber definiert sind.

Literatur

[1] Sasaki A et al. Evidence-based tool for triggering school closures during influenza outbreaks, Japan. Emerg Infect Dis 2009; 15: 1841–1843
[2] Paget WJ et al. A Frequent West-East Spread of Influenza Activity Across Europe. Abstract O4, Conference "Options for the Control of Influenza VI", Toronto, Canada, 2007

5 Immunologie

Glücklicherweise kommen wir mit einer ererbten Grundausstattung an Immunität auf die Welt. Natürlich ist dieser Schutz begrenzt und die in der frühen Kindheit folgenden apparenten und inapparenten Infektionen erweitern das Antikörperarsenal des Immunsystems. Dieser immunologische Lernprozess schützt vor erneuten Infektionen mit demselben Erreger. Die daraus resultierende Immunkompetenz besteht dann ein Leben lang – ein Effekt, der auch mit verschiedenen Schutzimpfungen erzielt werden kann.

An dieser Stelle müssen *primäre* und *sekundäre Immunmangelsyndrome* erwähnt werden, da sie häufig Ursache einer erhöhten Anfälligkeit für schwere oder rezidivierende sinubronchiale Infektionen wie schwere Pneumonien sind [1]. Mit der *Eiweißelektrophorese* als diagnostischer Methode und der *Gammaglobulingabe* zur Prävention kann dem effektiv begegnet werden, wenn diese Defizienz frühzeitig erkannt wird. Das ist auch in Bezug auf Influenza besonders wichtig, denn einerseits gehört die Pneumonie zu den häufigsten Komplikationen der Grippe, andererseits kann eine Hypogammaglobulinämie auch als Folge einer Influenza-A-Infektion entstehen [2].

Schon die direkten Wirkungen der Infektion (Überwindung der Schleimhautbarriere, Inkorporation in die Zellen, Freisetzung einer Vielzahl von Viruskopien) fordern intensive Reaktionen heraus. Die im ungebremsten Krankheitsverlauf und bei großer Viruslast zwangsläufigen lokalen und systemischen Entzündungsreaktionen führen bei jedem fünften Patienten zu Komplikationen – häufig kommen Influenzainfizierte erst mit einer bakteriellen Sekundärinfektion in die Arztpraxis. In solchen infektionsbedingten immunologischen Notsituationen besteht für Patienten mit schweren Grunderkrankungen (z. B. chronische Herz- und Lungenerkrankungen, Stoffwechselstörungen, Dialysepflicht, Immundefekte) Lebensgefahr. In seltenen Fällen verläuft auch bei ansonsten gesunden Personen eine Influenza tödlich, wie ich aus meiner Kenntnis bestätigen kann. Den Prozess der Infektion können wir bereits sehr früh mit der Bestimmung des *humoralen Inflammationsstatus* (Summe aus C-reaktivem Protein und Fibrinogen) beobachten.

Im Laufe der Jahre sammeln sich Berichte über Krankengeschichten bzw. Krankheitsverläufe an, die man sich merkt und denen man mitunter auch nachgeht. Genauso verhält es sich mit den eigenen klinischen Beobachtungen, bei denen aber im Moment ihres Entstehens nicht die Möglichkeit besteht, den gewonnenen Eindruck zu verifizieren. Diese memorierten Situationen dienen jedoch als stetige Denkanstöße zum Weiterentwickeln. Anderen Kollegen mag dies ebenso gehen. So ist auch die folgende Kasuistik als Anregung gedacht – so unvollständig, wie sie sich ereignet hat.

Kasuistik 1, 7-jähriger Junge

Am 3.11.2006, zwischen 16:30 und 17:00 Uhr, klingelte es in meiner Praxis Sturm. Es war ein mir nicht bekanntes, ca. 12 Jahre altes Mädchen, das verzweifelt rief: „Mein Bruder, mein Bruder!", mich sofort am Arm packte und zu einem Haus in direkter Nachbarschaft zog. Dort fand ich einen etwa 7 Jahre alten Jungen, tief bewusstlos, Schaum vor dem Mund, schwere Zyanose, weite Pupillen und nicht messbarer Puls. Während der Untersuchung erfuhr ich von der Mutter, er hätte gerade eine Erkältung, wollte aber trotzdem hinaus, um im ersten Schnee zu spielen. Wieder heimgekehrt, war der Junge sehr schwach und fühlte sich heiß an. Als ganz kleines Kind habe er einen Fieberkrampf gehabt. Ich entfernte den Schaum mechanisch, legte die Atemwege frei und lagerte den Jungen stabil. Der klinische Zustand besserte sich etwas, es war ein stark tachykarder, flacher Puls zu fühlen. Während der Notarzt bereits gerufen war, ließ ich mir aus meiner Praxis ein Pulsoxymeter und das Nötige für je einen Abstrich auf virale Luftwegsinfekte und bakterielle Oberflächendiagnostik bringen. Die Pulsoxymetrie ergab etwa 89 SpO$_2$. Der Junge kam mit dem Notarzt in die Klinik, aus der er nach 3 Tagen nach Hause entlassen werden konnte. Die Abstrichbefunde ergaben RS-Viren, Parainfluenzaviren Typ 1 und Staphylococcus aureus.

Dazu folgende Überlegungen:

- RS- und Influenzaviren können schwere Komplikationen verursachen, die binnen weniger Tage lebensbedrohliche Zustände hervorrufen.
- Allein schon die virale Infektion kann die Zytokinreaktion bis zum sogenannten „Zytokinsturm" steigern und damit das Immunsystem überlasten. Der Verlauf dieser Kasuistik und die bakterielle Beteiligung (Superinfektion) sprechen für eine extreme Zytokinfreisetzung.
- Außerdem gab mir in diesem Zusammenhang eine Arbeit aus dem Lancet (s. Kap. 8 Pathophysiologie) zu denken, in der über Hypogammaglobulinämie in der akuten Phase der Influenzainfektion berichtet wird.

Bedeutung der Entzündung

Entzündung erscheint immer mehr als ein Schlüsselprozess für verschiedene Erkrankungen, bei der zunächst lösliche und zelluläre Komponenten zur Konzentration der Abwehrkräfte im jeweiligen Brennpunkt führen: Blutgefäße werden auf Signale der Botenstoffe hin erweitert und Kapillarwände durchlässiger. Im Entzündungsherd zerstören und beseitigen zuerst Granulozyten, dann Makrophagen die Erreger und deren Bestandteile. Doch die Inflammation bleibt nicht auf den Entzündungsherd beschränkt. Immer wieder bestätigt sich der Satz Norbert Heimburgers: „Es gibt keine Infektion, die nicht über die Gefäße (das Endothel) und die Gerinnung geht!", und der Zusammenhang von Entzündung und Arteriosklerose wurde bereits 1860 von Robert Koch und später von Paul Ehrlich (Zusammenhang von Syphilis und Herzerkrankung) postuliert. Die influenzabedingte Entzündung schädigt beispielsweise die koronare Endothelfunktion und kann Ursache einer Myokarditis sein. Entsprechende Befunde konnten wir bei unseren Patienten in Zusammenarbeit mit der Nuklearmedizinischen Abteilung des Klinikums rechts der Isar belegen. Mohammad Madjid hat mit eindrucksvollem Datenmaterial gezeigt, dass während einer Grippewelle die Zahl der Todesfälle an akuten Herzinfarkten und anderen Folgen einer koronaren Herzerkrankung deutlich ansteigt (bei tödlichen Herzinfarkten um 30%) [3]. In den vergangenen Jahren ist immer wieder über influenzaassoziierte Myositis berichtet worden. In der Saison 2007/2008 kam es unter Kindern und Jugendlichen zu einem bundesweiten Auftreten der entzündlichen Muskelerkrankung durch Infektionen mit Influenza-B-Viren [4]. Inzwischen wird Entzündung auch als Schlüssel für Diabetes und Krebs betrachtet, wie auf dem 7. Weltkongress für Trauma, Schock, Inflammation und Sepsis 2007 in München diskutiert wurde. Und kürzlich wurde über das Fortschreiten von Alzheimer-Erkrankungen als Folge von akuten systemischen Entzündungen berichtet [5].

Im Folgenden soll auf 2 für die Virusinfektion spezifische Aspekte der Immunreaktionen eingegangen werden.

5.1   Reaktion auf eine Virusinfektion

Proteinfragmente des Virus (oder eines anderen Erregers) werden in der infizierten Zelle mittels Vesikel zur Zelloberfläche transportiert. Die so präsentierten Virusantigene werden von CD8-T-Zellen erkannt, die für den weiteren Ablauf ganz entscheidend sind: Nach der Erkennung körperfremder Strukturen wird die infizierte Zelle entweder direkt zerstört, indem Perforine der

CD8-T-Zelle die Zellmembran durchlöchern. Oder in der befallenen Zelle wird die Apoptose ausgelöst. Außerdem sezerniert dieser T-Zelltyp die Zytokine INF-γ und TNF, die sowohl die Virusvermehrung bremsen als auch Makrophagen und andere Fresszellen zur infizierten Zelle locken. Den Prozess der Infektion können wir bereits sehr früh mit der Bestimmung des *humoralen Inflammationsstatus* (Summe aus C-reaktivem Protein und Fibrinogen) beobachten.

5.2   Zytokinsturm

Der Begriff *„Zytokinsturm"* ist nicht präzise definiert und eine umfassende Erklärung dieses Phänomens steht noch aus. Bekannt ist aber, dass die schnelle Virusreplikation in den mit Influenzaviren infizierten Zellen eine außerordentlich starke Zytokinreaktion, „Zytokinsturm" oder auch Hyperzytokinämie, auslöst. Dieser Prozess wird durch eine positive Rückkopplung zwischen Zytokinen und Immunzellen verstärkt: Von den Zytokinen aktivierte Zellen werden zusätzlich stimuliert, mehr Zytokine zu produzieren. Eine wichtige Rolle spielt dabei die RNA-Helikase RIG-I. Das Enzym erkennt virale RNS und induziert daraufhin die massenhafte Produktion von Interleukin-1-Vorläuferprotein und gleichzeitig dessen Umwandlung in proinflammatorisches IL-1. Der Körper reagiert spontan mit starkem Temperaturanstieg [6]. Im Serum von Patienten, die einen „Zytokinsturm" erlebt haben, wurden erhöhte Werte sowohl für proinflammatorische (u. a. TNF-α, IL-1, IL-6) als auch antiinflammatorische Zytokine (u. a. IL-10, IL-1-Rezeptorantagonist) festgestellt (Abb. 5.**1**). Der sogenannte Zytokinsturm kann zu Endothelschäden an vitalen Organen führen. Untersuchungen mit dem Subtyp der „Spanischen Grippe" von 1918 (H1N1) ergaben als Effekte akute, sehr schwere pulmonale Insuffizienz (Atemnotsyndrom, ARDS) und Hämorrhagie [7].

Das Ausmaß der Zytokinzunahme nach Einsetzen der Influenzainfektion schlägt sich in der immer angstvolleren Physiognomie des Patienten nieder, die das drohend Bevorstehende reflektiert. Das gibt uns mit aufmerksamer Blickdiagnose bereits wichtige Hinweise auf den Zustand des Patienten (s. Kap. 11 Diagnose).

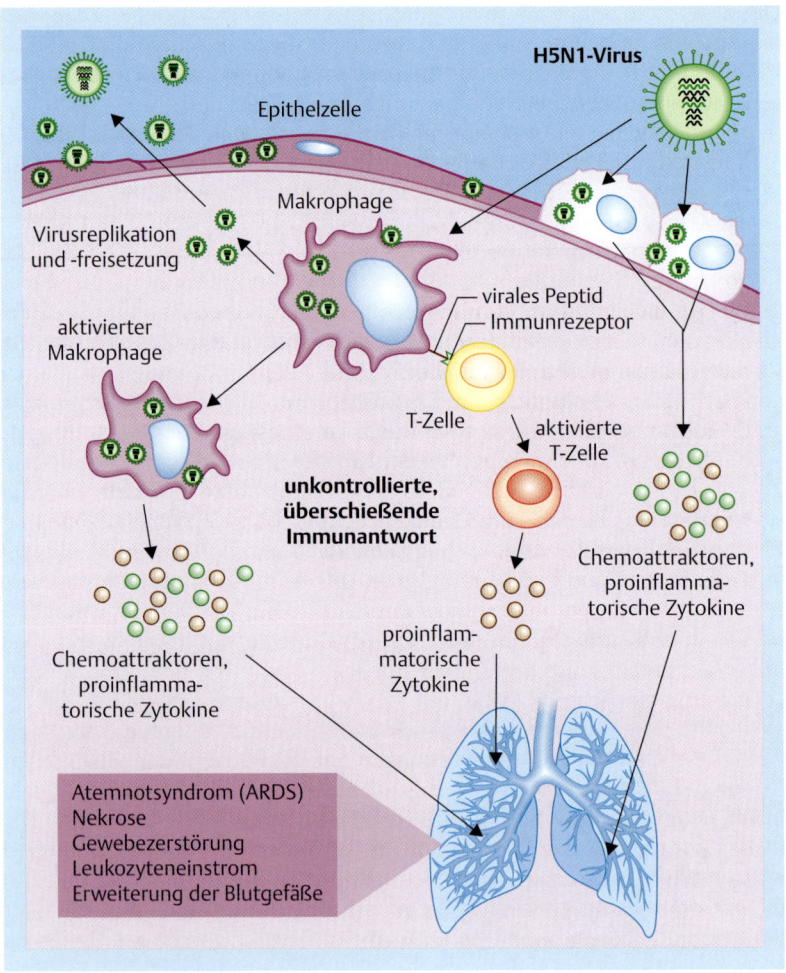

Abb. 5.**1**   Möglicher Mechanismus des „Zytokinsturms", hier durch H5N1-Infektion.

Literatur

[1] Röder C et al. Die schwere Pneumonie bei Immunglobulinmangelsyndrom. Pneumologie 2006; 60: A12

[2] Logtenberg S et al. Disappearance of immunoglobulins in acute phase of influenza A infection. Lancet 2006; 368: 1546

[3] Madjid M et al. Influenza epidemics and acute respiratory disease activity are associated with a surge in autopsy-confirmed coronary heart disease death: results from 8 years of autopsies in 34892 subjects. Eur Heart J 2007; 28: 1205 – 1210

[4] Epidemiologisches Bulletin Nr. 7, S. 61 – 65, 16.2.2009

[5] Holmes C et al. Systemic inflammation and disease progression in Alzheimer disease. Neurology 2009; 73: 768 – 774

[6] Poeck H et al. Recognition of RNA virus by RIG-I results in activation of CARD9 and inflammasome signaling for interleukin 1beta production. Nat Immunol 2009; DOI: 10.1038/ni.1824

[7] Kobasa D et al. Enhanced virulence of influenza A viruses with the haemagglutinin of the 1918 pandemic virus. Nature 2004; 431: 703 – 707

6 Virologie der Influenza

Influenzaviren gehören innerhalb der Myxoviren zur Familie der Orthomyxo-
viridae (RNS-Viren). Ihren Namen (myxos, griechisch für Schleim) erhielten
sie nach dem Ort ihres Nachweises, den Schleimhäuten der Atemwege. Vögel
erkranken an systemisch infizierenden Viren, Säugetiere und Menschen
durch pneumotrope Influenzaerreger. Aufgrund der antigenen Eigenschaften
werden 3 Virustypen unterschieden:

- Influenza Typ A: Vorkommen sowohl bei Tieren als auch bei Menschen.
  Dieser Typ hat hohe infektiöse Bedeutung, es liegen immer wieder neue
  Subtypen und Varianten vor und 2 Mechanismen, Antigen-Drift und -Shift,
  sorgen für antigene Variabilität. Typ A ist für die seuchenhafte Ausbreitung
  verantwortlich (Pandemien und Epidemien).
- Influenza Typ B: Vorkommen nur beim Menschen. Es existiert kein Subtyp.
  Hier kommt es nur zum Antigen-Drift. Typ-B-Viren verursachen nur spo-
  radische Erkrankungen, gelegentlich auch Epidemien.
- Influenza Typ C: Verursacht höchstens harmlose Erkrankungen und ist
  epidemiologisch unbedeutend.

Über die Oberflächenproteine der Influenza-A-Viren – *Hämagglutinin (HA)*
und *Neuraminidase (NA)* – wird auch die Nomenklatur des Virenstamms bestimmt, etwa „H3N2" (sogenanntes Hongkong-Virus). Derzeit sind 16 verschiedene Hämagglutinine und 9 verschiedene Neuraminidasen bekannt.
Ein isoliertes Influenzavirus wird mit seinem Typ und dem Ort der Isolierung,
mit der Nummer des Isolats sowie dem Jahr der Isolierung und schließlich mit
dem Stamm bezeichnet, z. B. A/Berlin/122/2003 (H3N2).

6.1 Morphologie

Das virale Kapsid, auch Nukleokapsid genannt, wird aus dem Nukleoprotein,
3 Polymerasen und dem Genom gebildet. Die einsträngige RNS liegt bei Influ-
enza-A- und -B-Viren in 8, bei Influenza-C-Viren in 7 lose verbundenen Seg-
menten vor, die jeweils ein Gen mit 890 bis 2340 Nukleotiden tragen. Zwei
der Gene codieren für HA bzw. NA. Nach außen wird das Virus von einer
Schicht aus Matrixprotein (bei Influenza-A-Viren mit den Untereinheiten

M1 und M2) mit einer darüber liegenden Lipiddoppelmembran umhüllt. Dadurch ist es relativ unempfindlich gegenüber Umwelteinflüssen und kann abhängig von Feuchtigkeit und Temperatur mehrere Stunden, in Wasser bei unter 20 °C auch bis zu einigen Monaten überdauern. In der Virushülle befinden sich die Spike-artigen Strukturen Hämagglutinin und Neuraminidase. Ihre hydrophoben Enden sitzen in der Lipiddoppelmembran, die hydrophilen sind vom Virus weggerichtet. Die Größe des gesamten Virus beträgt 75 – 120 nm (Abb. 6.**1**).

Die Bezeichnung Hämagglutinin geht zurück auf Hirst (1941). Er entdeckte, dass diese Oberflächenproteine auch an Erythrozyten binden und deren Agglutination auslösen können. HA ist ein glykolysiertes Protein mit einer homotrimeren Molekülstruktur. Die Kopfregion des HA sitzt auf einer halsförmigen Struktur, die im Gegensatz zum Kopf sehr stabil ist. Bei den 6000 bekannten Gensequenzen aller 16 HA-Typen gibt es für die Halsregion kaum Unterschiede [1]. Das homotetramere Molekül der Neuraminidase hat nach außen hin eine pilzförmige Gestalt; hier ist seine Enzymaktivität lokalisiert.

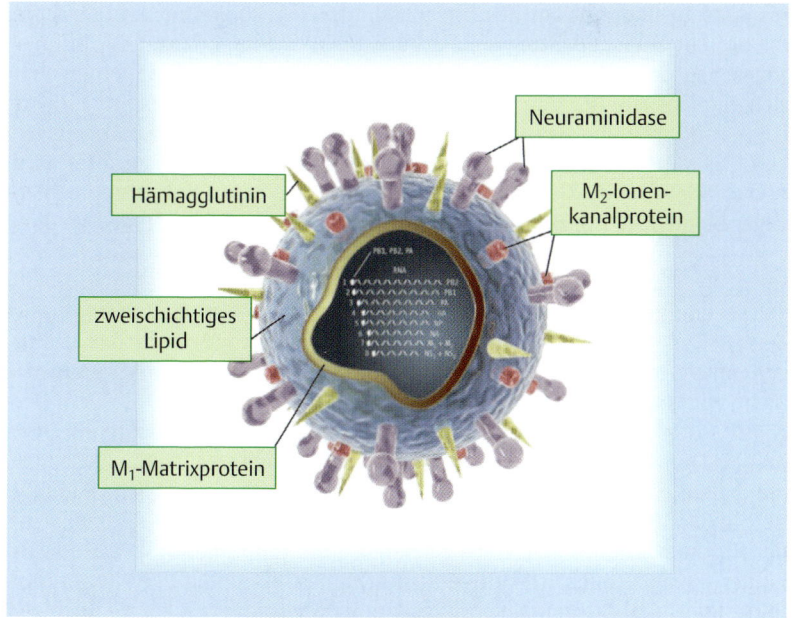

Abb. 6.**1**   Modell der Virusmorphologie (Quelle: M. v. Itzstein, Griffith University, Institute for Glycomis, Australia).

Nur bei Typ-A-Viren befindet sich neben HA und NA auch das M2-Protein in der Virusoberfläche, das hier als Tetramer jeweils einen Ionenkanal bildet.

6.2   Infektion und Vermehrung

Im ersten Schritt der Infektion überwindet das Virus die mukoziliäre Barriere: Es dringt in das zilientragende Atemwegsepithel und die *vaskulären Endothelzellen* ein, wodurch sich auch die Ausbreitung von Zelle zu Zelle bis hin zu den Organen erklärt. Auf der Ebene der einzelnen Zelle bindet Hämagglutinin mit hoher Affinität an sialinsäurehaltige Strukturen und kann dadurch grundsätzlich an nahezu alle Körperzellen ankoppeln – allerdings ist es auf Epithel- und Endothelzellen spezialisiert. Das Glykoprotein vermittelt die Virusbindung an die Rezeptoren der Epithelzellen der Atemwege und die Fusion mit Endosomen (Endozytose). Diese Fusion ist nur möglich, wenn das Vorläuferprotein HA_0 proteolytisch in die Untereinheiten HA_1 und HA_2 gespalten wird. Bliebe HA_0 intakt, wäre das Virus nicht infektiös. *Proteasen*, die von einigen Staphylococcus-aureus-Stämmen sowie Streptococcus pneumoniae und Haemophilus influenzae gebildet werden können, sind in der Lage, die proteolytische Spaltung von HA_0 und damit die Infektiosität der Influenzaviren zu verstärken [2]. Aus einer Koinfektion mit diesen Keimen ergeben sich eine positive Rückkopplung zwischen Bakterium und Virus (s. 8.1 Symbiose von Viren und Bakterien) und ein besonders schwerer Krankheitsverlauf. Das M2-Protein sorgt dann dafür, dass die Virusmembran entfernt wird, und ermöglicht den RNS-Transport aus dem Virus in den Nukleus der Wirtszelle, wo die RNS transkribiert und repliziert wird. Die Funktion des M2-Proteins kann mit den Wirkstoffen Amantadin und Rimantadin ausgeschaltet werden (s. Kap. 12 Therapie).

Das neu gebildete Virusgenom und alle weiteren Virusbestandteile werden zur Zellmembran transportiert und in einen neuen Viruspartikel, das sogenannte Virion, gepackt (Assembly). Dabei werden die 8 RNS-Segmente nicht, wie lange Zeit vermutet wurde, zufällig, sondern immer nach dem gleichen Muster sortiert, indem ein zentrales Segment von den anderen 7 Genomabschnitten umgeben wird [3]. In der Zellmembran entstehen Knospen, die dann die virale RNS und die Virusproteine komplett umhüllen (Budding) und außen die Oberflächenstrukturen HA und NA tragen. Die Abknospung der Virionen von der Wirtszelle ist Aufgabe der Neuraminidase: Das Enzym bindet an neuraminsäurehaltige (synonym: sialinsäurehaltige) Rezeptoren und entfernt die terminalen Sialinsäurereste von den Glykoproteinen der Oberflächen der Virenwirtszellen und der Viren selbst (Abb. 6.**2**). Ohne die Abspaltung aller Sialinsäurereste bleibt das Virus mit seinem Hämagglutinin

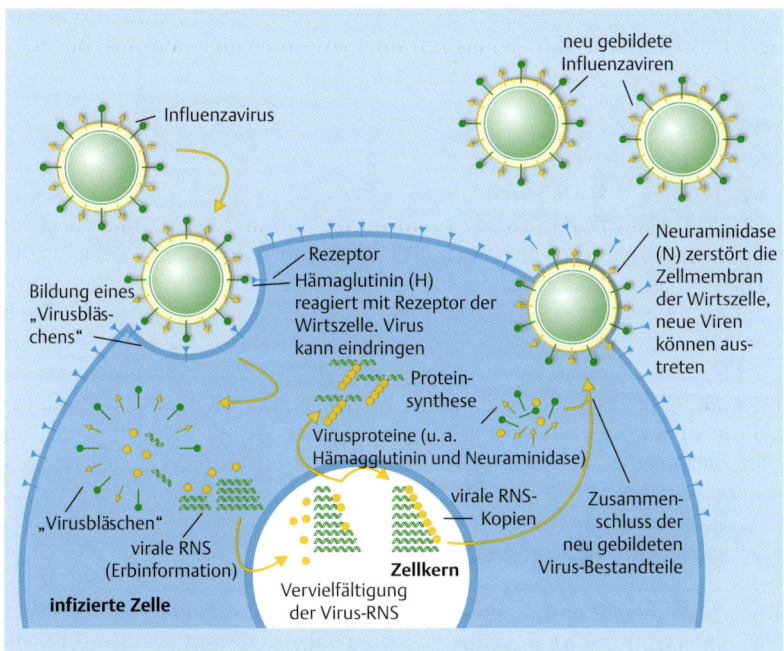

Abb. 6.**2** Vermehrung des Influenzavirus bis zum Austritt einer neuen Viruskopie aus der manipulierten Wirtszelle.

an der Wirtszelle haften. Das ist die Funktion der Neuraminidase-Inhibitoren: Sie blockieren die Neuraminidase, womit die Virusverbreitung gestoppt bzw. stark verlangsamt wird. Dadurch erhält das Immunsystem die Chance, die Infektion schneller unter Kontrolle zu bringen.

Allerdings ist der Infektions- und Vermehrungsmodus des Influenzavirus überaus effektiv. Hat das Virus erst einmal den Prozess der Genomreplikation und Proteinsynthese seiner Wirtszelle komplett manipuliert, können bereits innerhalb von 5 Stunden nach Infektion 1500–2000 Viruskopien synthetisiert werden. Insgesamt können es bis zu *100 000 neue Viren pro Zelle* werden; in Zellkultur entstehen innerhalb von 2 Tagen aus 10 Viren/ml 10^7 Viren/ml (Abb. 6.**3**). Die Vermehrungspotenz veranschaulicht gut, was „Viruslast" bedeutet, und sie ist zerstörerisch: Infizierte Zellen gehen zugrunde, Entzündungsprozesse laufen auf Hochtouren, Epithelien werden geschädigt.

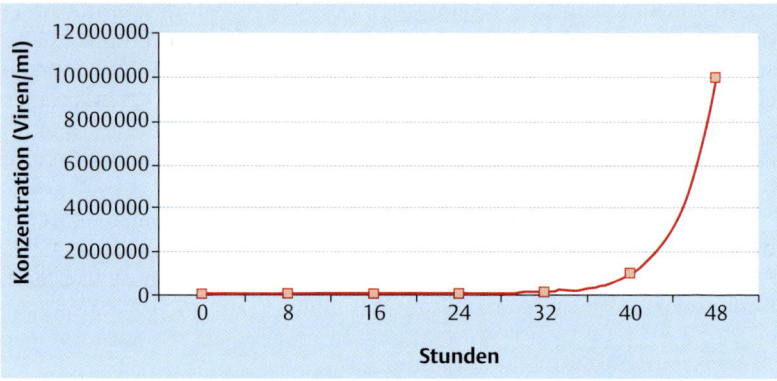

Abb. 6.**3**   Exponentielles Wachstum von Influenzaviren unter optimalen Bedingungen in Zellkultur (Quelle: Thieme Refresher Innere Medizin 2007).

6.3   Genetische Variabilität – Antigen-Drift und -Shift

Trotz der äußerst wirksamen viralen Mechanismen setzt die Immunabwehr
das Virus unter hohen Selektionsdruck. So verhindern Antikörper gegen HA
die Rezeptorbindung und damit eine Reinfektion mit demselben Virusstamm.
Diese Immunantwort umgeht das Virus mit einer evolutiv erworbenen genetischen Variabilität, die auf 2 Wegen Oberflächenstrukturen verändert: Antigen-Drift und Antigen-Shift. Ersteres ist die langsame, kontinuierliche und
zufällige Veränderung von Antigenen. Da die Polymerasen der Virus-RNS weniger zuverlässig arbeiten als die DNS-Polymerasen, sind Influenzaviren anfällig für Punktmutationen. Wenn sich diese Einzelbasenveränderungen in
einem Gen häufen, verändert sich die Aminosäuresequenz des Moleküls. Betreffen sie die codierenden Gene von HA und NA, können die körpereigenen
Antikörper wegen der veränderten Molekülstruktur nicht mehr an die Antigene binden. Antigen-Drift ist für die vielfältigen Varianten eines Subtyps und
somit für die jährlichen *Epidemien* verantwortlich. Entsprechend den aktuellen Antigenvarianten muss der Grippeimpfstoff jedes Jahr wieder angepasst
werden. Bei fortgesetzter Antigenverschiebung kann schließlich auch ein
neuer Subtyp, dann mit pandemischem Risiko entstehen.

  Bei der Antigen-Shift werden innerhalb einer Wirtszelle ganze Gensg-
mente verschiedener Virusarten oder -subtypen während der Virusvermehrung zu einem völlig neuen Genom kombiniert (Reassortment). Infiziert sich
beispielsweise ein Schwein gleichzeitig mit einem humanen und aviären In-

fluenzavirus, können diese beiden Viren Gensegmente austauschen. Die drastisch veränderte genetische Information bedingt divergente Aminosäuresequenzen und schließlich völlig neuartige Oberflächenstrukturen. Entsprechend der bisherigen Annahme war das Schwein für solche Veränderungen als Zwischenwirt notwendig. Jetzt scheint es so, dass aviäre Influenzaviren sich ohne Zwischenwirt durch Mutationen in Sinne einer Antigen-Shift an den Menschen anpassen [4].

Bis sich gegen das so modifizierte Virus eine passende Immunantwort entwickelt, besteht genügend Zeit für ungehinderte Vermehrung und schnelle Ausbreitung – das *Pandemierisiko* ist in dieser Situation sehr hoch und in der Regel verursachen pandemische Viren schwerere Krankheitsverläufe als epidemische.

Literatur

[1]   Sui J et al. Structural and functional bases for broad-spectrum neutralization of avian and human influenza A viruses. Nature Structural & Molecular Biology 2009; 16: 265–273

[2]   Tashori M et al. Role of Staphylococcus protease in the development of influenza pneumonia. Nature 1987; 325: 536–537

[3]   Kawaoka Y et al. Architecture of ribonucleoprotein complexes in influenza A virus particles. Nature 2006; 439: 490–492

[4]   RKI-Ratgeber Infektionskrankheiten – Merkblätter für Ärzte, Stand Februar 2006

7 Übertragung

Überall sind dichte Menschenansammlungen wie auf öffentlichen Plätzen, in Kindergärten oder Flugzeugkabinen ein ideales Verbreitungsgebiet. Denn die Viren werden meist über Tröpfcheninfektion durch Husten, Niesen, Sprechen oder Atmen von Mensch zu Mensch übertragen. Da in nur einem Milliliter Rachensekret eine Million Viren enthalten sein können [1], reicht ein Aerosolstoß, um etwa diese Virenmenge freizusetzen. Wegen ihrer Größe von > 5 μm können die Tröpfchen nur über kurze Distanz (bis 3 m) die Schleimhäute einer anderen Person erreichen. Jedoch scheint auch eine Übertragung innerhalb kleinerer Tröpfchen (< 5 μm), sogenannter Tröpfchenkerne, und damit über etwas längere Distanzen möglich [2]. Die besten Bedingungen für die Übertragung von Influenzaviren bestehen bei einer relativen Luftfeuchtigkeit von 20 – 35 % und einer Temperatur von 5 °C. Dagegen nimmt die Transmission bei 20 °C ab und ist bei 30 °C oder auch bei 80 % relativer Luftfeuchtigkeit nicht mehr nachweisbar [3]. Hohe Luftfeuchtigkeit lässt die Aerosoltröpfchen durch Wasseraufnahme größer und schwerer werden, weshalb sie schneller zu Boden sinken. Hieraus ergibt sich eine Erklärung, warum Grippewellen bisher stets im Winter auftreten.

Kontaktinfektionen (Hand-Mund, Hand-Nase) sind ebenfalls möglich, deshalb ist eine gute Handhygiene durch häufiges Waschen wichtig. Das unterstreichen auch neue überraschende Erkenntnisse einer Schweizer Forschergruppe zum Überleben von Influenzaviren auf Geldscheinen [4]. Jeweils 50 μl positiv getesteter Proben mit Influenza-A- (H3N2, H1N1) und -B-Viren wurden auf Geldscheinen appliziert. Ergebnis: Nach 24 Stunden wurden noch 50 % und nach 48 Stunden noch 36 % H3N2-Viren nachgewiesen. In geringen Mengen respiratorischen Sekrets – wie es im Alltag durch Husten, Niesen oder kontaminierte Hände auf Geldscheine gelangen kann – erreichte das Überleben sogar 9 Tage.

Die Zeit zwischen der Virusaufnahme und der Symptomausbildung ist bei der Influenza sehr kurz; *die Inkubationszeit beträgt meist nur wenige Stunden bis zu drei Tage.* Aber schon innerhalb dieser Frist – und das trägt erheblich zur raschen Ausbreitung einer Grippewelle bei – beginnt die Virusausscheidung über die Schleimhäute des Nasen-Rachen-Raums. Die Virenquelle Mensch ist durchschnittlich bis zu sieben Tage aktiv. Personen mit schwächerem Immunsystem (ältere oder immunsupprimierte Patienten) scheiden Vi-

ren auch länger aus. Weil Kleinkinder mehr Viren als Erwachsene im Nasen-
und Rachensekret transportieren und sie meist engen Kontakt untereinander
und zu ihren Eltern oder anderen Erwachsenen haben, können sie die Krank-
heitsausbreitung wesentlich beschleunigen. Säuglinge sind meist die Index-
patienten in den Familien [5].

Literatur

1 Vogel GE. Plötzlich hohes Fieber, Kopf- und Halsschmerzen. Vorgehen bei
   V. a. Influenza. MMW-Fortschr Med 2006; 148: 60 – 61
2 RKI-Ratgeber Infektionskrankheiten – Merkblätter für Ärzte, Stand Februar 2006
3 Lowen AC et al. Influenza virus transmission is dependent on relativ humi-
   dity and temperature. PloS Pathog 2007; 3: 1470–1476
4 Thomas Y et al. Survival of influenza viruses on banknotes. Abstract P1531,
   Conference "Options for the Control of Influenza VI", Toronto, Canada,
   2007
5 Skopnik H. Influenza, klinische Erfahrungen und Vorgehen bei Kindern
   und Säuglingen. Vortrag 5/2006, Frankfurt am Main

8 Pathophysiologie

Auf die Pathophysiologie der Influenza hat das Zusammenspiel zwischen Viren und Bakterien ganz entscheidenden Einfluss. Alle Bereiche unseres Körpers werden von Mikroorganismen der unterschiedlichsten Art besiedelt – wir sind *permanente Keimträger.* Überwiegend handelt es sich dabei um ein symbiotisches oder kommensales (kein nützliches, aber auch kein schädliches) Verhältnis. Initial pathogene Keime sind glücklicherweise in der Minderheit. Aber bereits als gesunder Wirtsorganismus müssen wir auf den Schutz unserer Haut und Schleimhäute achten. Denn erstens entstehen die meisten Infektionskrankheiten, indem Krankheitserreger Epithelien besiedeln und/oder in sie eindringen, und zweitens können bei geschwächtem Immunstatus aus kommensalen pathogene Mikroorganismen werden. Davon ist kein Körperbereich ausgenommen, ob Haut oder Augen, Nasen-Rachen-Raum, Gastrointestinaltrakt oder Genitalien. Es sollte zu den ärztlichen Selbstverständlichkeiten gehören, nach sensibler Beobachtung und Einschätzung der Praxispatienten allgemeine Schutzmaßnahmen zu empfehlen.
Dazu gehören:
- Hygiene
- ausreichende Flüssigkeitszufuhr
- Ernährung
- Schutz des Körperklimas vor Verdunstungskälte durch Zugluft (baumwollenes Unterhemd)
- außerdem in der Wintersaison möglicherweise unterstützende Präparate für die Atemwegsschleimhäute
- unter Umständen auch geschützter Geschlechtsverkehr

8.1 Interaktion von Viren und Bakterien

Um Grippepatienten vor Komplikationen und bleibenden organischen Schäden zu schützen, muss das Zusammenspiel von Viren und Bakterien bei der Diagnose und Therapie berücksichtigt werden. (U.a. deshalb ist innerhalb der Influenzadiagnose ein *Antibiogramm* zur gezielten Antibiose wichtig.) Bakterielle Superinfektionen werden von den Viren durch Schädigung der Lungenepithelien vorbereitet, weil hier, z.B. vom Alveolarepithel, körpereigene Proteasen zur Spaltung des Hämagglutinin-Vorläufermoleküls (HA_0) gebildet werden [1]. Unsere Annahme, dass Viren an den Epithelien die fatale Vorreiterrollen übernehmen, wird durch Erkenntnisse zur Rolle des Interferons Typ 1 (IFN-1) unterstützt, das in den ersten 2–5 Tagen einer Virusinfektion verstärkt aktiviert wird. IFN-1 führt zur Apoptose von Granulozyten im Knochenmark [2]. In der Folge wird die Abwehr gegen Bakterien stark eingeschränkt und vor allem Staphylokokken, Streptokokken und Haemophilus influenzae nutzen die IFN-1-induzierte Immunlücke für ihre Ausbreitung. Der Prozess der Superinfektion wird dann durch lokale Effekte wie die Lyse epithelialer Zellen und die Bindung an Rezeptoren, deren Expression wiederum virusgetriggert ist, verstärkt.

Somit können auch bis dahin kommensale Bakterien den Infektionsprozess anfachen und dann selbst von verbesserten Vermehrungsbedingungen profitieren. Es entsteht eine fatale *Viren-Bakterien-Interaktion*, wie das Beispiel der *positiven Rückkopplung* von Influenzavirus und Staphylococcus aureus zeigt.

Positive Rückkopplung Influenzavirus – Staphylococcus aureus
- Nachdem das respiratorische Epithel geschädigt ist, adhäsiert und kolonisiert sehr häufig Staphylococcus aureus in diesen Bereichen.
- Das kugelförmige, grampositive Bakterium sezerniert eine Protease, die die vorläufige Form des Hämagglutinins in seine aktive Form spaltet (proteolytische HA_0-Spaltung).
- Die Virusbindung an die Wirtszelloberfläche wird dadurch wesentlich unterstützt.
- Das Influenzavirus unterbricht die Leukozytenfunktion und unterdrückt die zelluläre Immunantwort gegenüber S. aureus.

Dafür, dass diese positive Rückkopplung schnell aktiviert wird, spricht unsere klinische Erfahrung. Wir bestimmen regelmäßig freies Eisen und stellen fest, dass es bereits früh während der Influenzainfektion erniedrigt ist. Staphylococcus aureus verbraucht für seine Vermehrung freies Eisen. Niedrige Eisenwerte sind wiederum mit der Leukopenie verbunden. Der Leukozytenmangel (Leukozytenzahl unterhalb des Normalwerts von 4000/µl) ist nach der Anämie die häufigste hämatologische Störung, deren Ursache oft eine Virusinfektion ist. Fast immer ist die Leukopenie bei Erwachsenen eine Neutropenie. Mit den Eisenwerten lässt sich die Erkrankungsschwere abschätzen: Je niedriger die Werte sind, desto wahrscheinlicher ist ein schwerer Verlauf der Influenza.

Besondere Aufmerksamkeit erfordern Koinfektionen mit *Methicillin-resistentem Staphylococcus aureus* (MRSA, syn. multiresistenter Staphylococcus aureus). Entsprechend einer Analyse der US-amerikanischen Gesundheitsbehörde Center for Disease Control and Prevention (CDC) aus dem Jahr 2008 gehen etwa zwei Drittel der influenzabedingten Todesfälle bei Kindern auf MRSA-Infektionen zurück (Pneumonie oder Bakteriämie) [3]. MRSA ist längst nicht mehr nur der Problemkeim von Krankenhäusern, er wird zunehmend ambulant verbreitet und erworben („community acquired", cMRSA). Die Datenlage ist noch unzureichend, aber z.B. das Institut für Medizinische Mikrobiologie Regensburg isolierte zwischen 12/2003 und 12/2004 mehr als 170 cMRSA-Stämme [4]. Im Februar 2008 berichtete das Robert Koch-Institut über den tödlichen Ausgang einer Doppelinfektion mit Influenza-A-Virus und ambulant erworbenem MRSA (fieberhafte Tracheobronchitis mit schwerem Krankheitsgefühl, rasche Progredienz mit Hämoptyse und hämorrhagischem Schock). Schwere Influenzaverläufe und Koinfektionen können grundsätzlich alle Personengruppen betreffen, sie müssen in den Praxen der Primärversorger stets diagnostisch und gegebenenfalls therapeutisch berücksichtigt werden.

8.2 Eintrittspforte Oberflächen

Oberflächen sind immer Grenzschichten, Inneres wird vom Äußeren separiert. So entstehen geschützte Bereiche für Stoffwechselreaktionen. Bedingung dafür ist, dass Oberflächen als Barrieren, aber auch als Orte der biochemischen Kommunikation und des Molekültransports fungieren. Das macht sie angreifbar und zur Zielscheibe von Krankheitserregern. Beispiel Sialinsäure: U.a. in Zelloberflächen schützt sie als Bestandteil von Glykoproteinen vor abbauenden Proteasen. Genau diese Schutzfunktion wird von den Influenzaviren ausgehebelt.

Influenzaviren überwinden zunächst die Schleimhautbarriere und werden von den palisadenförmigen, zilientragenden Epithelzellen aufgenommen. Schon Stunden nach der Infektion können sich die Zilien nicht mehr zielgerichtet bewegen, sodass der Schleim nicht mehr abtransportiert wird. Die infizierten Zellen verlieren ihren normalen Stoffwechsel; er dient, wie beschrieben, nur noch der Virusreplikation. Die ausbleibende Versorgung mit lebenswichtigen Substanzen lässt die Zellen degenerieren und nekrotisieren. Schließlich lösen sie sich aus dem Zellverband des Atemepithels und hinterlassen histologisch nachweisbar große und empfindliche Lücken, die Bakterien zur Besiedlung nutzen können – die Viren-Bakterien-Interaktion zeigt Wirkung und die Tür für Sekundärinfektionen wird geöffnet. In den ersten

Tagen der Infektion geht zumindest ein großer Teil des Flimmerepithels zugrunde. Es dauert dann Wochen, bis es sich regeneriert hat (Abb. 8.**1a,b** und 8.**2a–c**). Gleichzeitig gehen schleimbildende Becherzellen und damit der Reinigungsmechanismus, die *mukoziliäre Clearance*, verloren. Von den infektionsbedingten Zellschäden bleiben auch die Alveolen nicht verschont, denn durch direkte Zell-zu-Zell-Übertragung, aerosole Übertragung im Zuge der Atmung und mit dem Schleim breitet sich die Infektion schnell in tiefere Bereiche des Atemtrakts aus – mit weiter reichenden Folgen (Abb. 8.**3**). Einerseits verliert der Respirationstrakt auch die *Makrophagen-vermittelte Clearance*, bei der aus dem Blut stammende Alveolarmakrophagen Partikel oder Viren phagozytieren. Andererseits geht respiratorische Fläche verloren und die Sauerstoffanreicherung des Blutes vermindert sich. Bei jedem Patienten mit ARE bestimmen wir den Sauerstoffpartialdruck mittels Pulsoxymetrie, damit nicht in der Frühphase eine mögliche Sauerstoffdepletion durch die entzündlichen Veränderungen und die Reaktion des Körpers mit konsekutivem Ödem (s. 9.5.1 Komplikationen der oberen und unteren Atemwege) übersehen wird (Abb. 8.**4**). Das ist sogar in den ersten 24 Stunden im Rahmen des „Zytokinsturms" denkbar – nicht als Folge einer klassischen Pneumonie, sondern rein viraler Genese – und es entsteht durch Flüssigkeitsaustritt aus den Läsionen in den Gefäßen ein Lungenödem (Fluid Lung).

Natürlich gehen auch Makrophagen in der Schleimhaut des Nasen-Rachen-Bereichs durch den Zelluntergang verloren. Insgesamt stört die Infektion mit Influenzaviren die Reaktionsfähigkeit sowohl der lokalen unspezifischen als auch der spezifischen Immunabwehr; diese vorübergehende Immunsuppression ist sogar messbar. (Hier muss man sich noch einmal kurz vergegenwärtigen, welcher Viruslast der Körper influenzainfizierter Patienten binnen kürzester Zeit ausgesetzt ist: 1500–2000 Viruskopien innerhalb von 5 Stunden nach Infektion.) Die Folge ist, dass die Tür für Sekundärinfektionen noch weiter aufgestoßen wird.

8.3 Vertiefung der Infektion – Endotheliotropismus

Nachdem das Virus die mukoziliäre Barriere überwunden hat, dringt es in die vaskulären Endothelzellen ein, womit der Infektionsweg von Zelle zu Zelle hin zu den Organen beschritten wird und sich der Prozess aus Vermehrung und Zellschädigung fortsetzt. Norbert Heimburger hatte es bereits 1995 erkannt: „Es gibt keine Infektion, die nicht über die Gefäße (das Endothel) und die Gerinnung geht" (persönliche Mitteilung). Seit vielen Jahren belegen Studien den *Endotheliotropismus* der Influenzaviren. Nachweise von Viren und entsprechenden Antigenen in Endothel- und Herzmuskelzellen sind mittler-

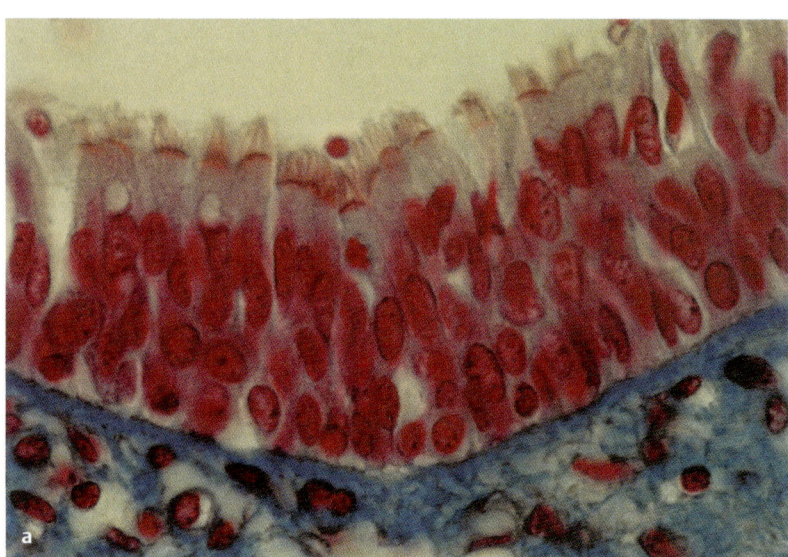

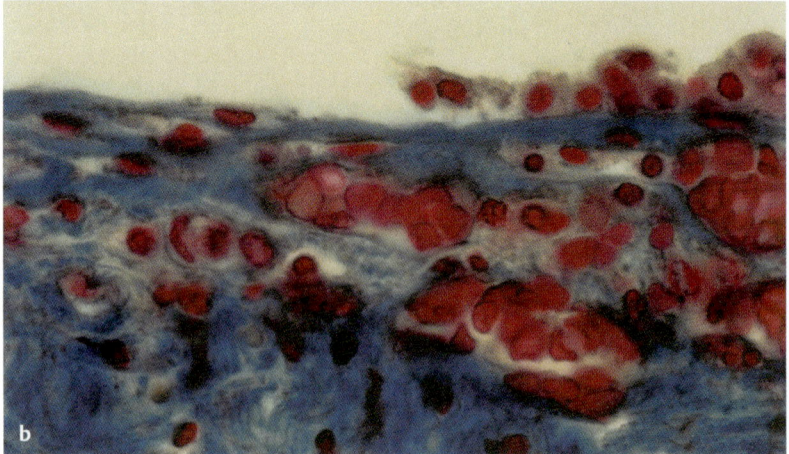

Abb. 8.**1a** und **b**   **a** Gesundes Flimmerepithel. **b** Infolge der Influenzainfektion geschädigtes Atemwegsepithel und damit Verlust der wichtigen Schutzfunktion (Quelle: G. E. Vogel).

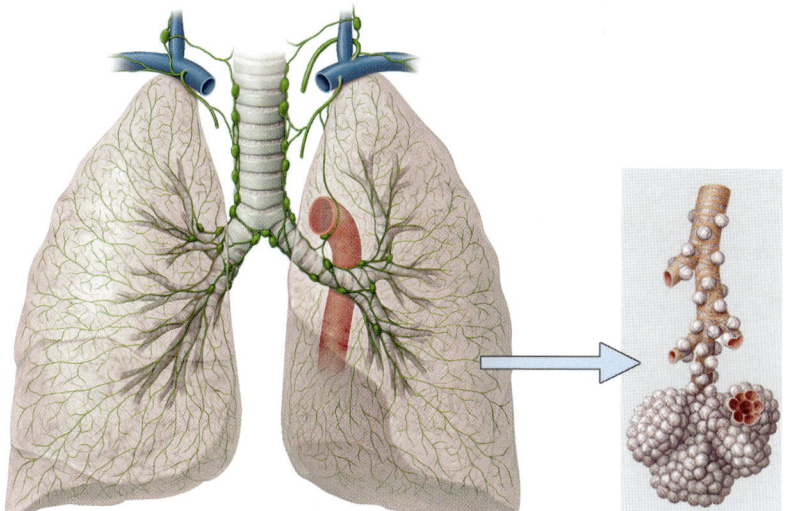

Abb. 8.**2a – c**   Elektronenmikroskopische Darstellung der Bronchialschleimhaut eines 80-jährigen Patienten mit Influenza. **a** Weitgehend intaktes Flimmerepithel. **b** Epithel mit partiell abgerundeten, in Auflösung befindlichen Epithelien mit Zilienverlust. **c** Partiell denudierte Basalmembran (Quelle: G. E. Vogel).

Abb. 8.**3**   Von der ersten Gabelung an verzweigen sich die Atemwege ungefähr 20-mal. Am Ende der letzten Verästelungen befinden sich die Cluster der Lungenbläschen, die von den umgebenden Blutgefäßen (Endothel) nur durch eine dünne Zellschicht getrennt sind.

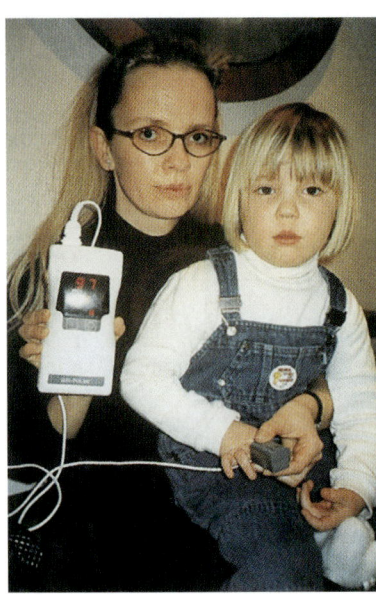

Abb. 8.**4**   Die Durchführung der Pulsoxymetrie ist „kinderleicht" (Quelle: G. E. Vogel).

weile gut 30 Jahre alt [5]. Aus jüngerer Zeit stammen Nachweise über den Zusammenhang mit akuter zerebrovaskulärer Ischämie, von Virusantigenen im Kleinhirn, Milzzellen und Zellen der Langerhans-Inseln oder von viralen Genäquivalenten im Liquor [6 – 8]. Auch ein Immunglobulinmangel (Hypogammaglobulinämie, hier IgA, IgM, IgG) tritt als Folge einer akuten Influenza-A-Infektion auf [9]. Es kann also als gesichert gelten, dass die Influenza über die Atemwege hinaus eine *generalisierte Infektion* ist, auf deren Komplikationen im Kapitel Klinik näher eingegangen wird [10]. Vor diesem Hintergrund kommt der systemisch wirkenden antiviralen Influenzatherapie besondere Bedeutung zu.

Eine Schädigung des Endothels stört u. a. das Gleichgewicht zwischen Gefäßkontraktion und -dilatation und löst Prozesse aus, die Arteriosklerose fördern oder verschlimmern. Einige der ursächlichen Faktoren sind erhöhte endotheliale Permeabilität, Thrombozytenaggregation, Leukozytenadhäsion und Zytokinfreisetzung [11]. Auch die postgrippale Asthenie, die noch gewisse Zeit nach überstandener Grippe die Patienten belasten kann, erklärt sich mit der endothelialen Dysfunktion.

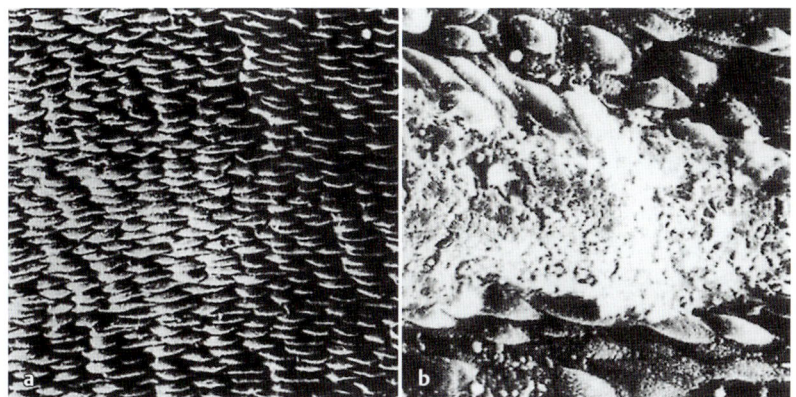

Abb. 8.**5a** und **b** **a** Gesundes Endothel. **b** Zerstörtes Endothel mit subendothelialem Gewebe (Quelle: G. E. Vogel).

8.4 Fibrinogen

Der Stärke der Inflammation entsprechen die Verletzungen des Endothels, die bis zu einem gewissen Grad über die Blutgerinnung sozusagen abgedichtet werden können (Abb. 8.**5a,b**). Dafür wird in der Leber verstärkt Fibrinogen synthetisiert. Seit Langem beobachten wir sehr aufmerksam die damit einhergehende *Hyperkoagulabilität*. Bei einer bakteriellen Superinfektion können die Fibrinogenwerte von normal 300 mg/dl auf über 600 mg/dl steigen. Über die influenzabedingte aktivierte Blutgerinnung erschließt sich das Risiko für Myokardinfarkt und Schlaganfall.

8.5 C-reaktives Protein

Das C-reaktive Protein (CRP) ist neben dem Fibrinogen das zweite besonders wichtige Akutphase-Protein (APP). Es wird wie Fibrinogen in der Leber gebildet und reagiert mit dem Pneumokkoken-C-Polysaccharid, das u. a. bei Herzinfarkt vorkommt. Seine Aufgabe bei akuten entzündlichen (infektiösen und nicht infektiösen) Erkrankungen ist es, das Komplementsystem und damit die Phagozytose durch neutrophile Granulozyten und Makrophagen zu aktivieren. Die CRP-Synthese und -Plasmakonzentration werden von proinflammatorischen Zytokinen wie IL-6 gesteuert. Deshalb ist CRP ein zwar unspezifischer, aber sehr nützlicher Marker, dessen Plasmakonzentrationen u. a. bei

Infektionen bis auf das 1000-Fache ansteigen können. Anhand der Werte (normal max. 0,8 mg/dl) lässt sich bei einer Influenza frühzeitig feststellen, ob eine reine Virusinfektion oder gleichzeitig eine bakterielle Superinfektion vorliegt. Ebenso ermöglicht ein hoher CRP-Wert mit pulmonalen Infiltraten sowie initialem hohem Fieber und Husten die Diagnose Pneumonie in Abgrenzung zu einer Lungenembolie [12]. Dabei muss beachtet werden, dass die oben erwähnte endotheliale Dysfunktion mit der Höhe der CRP-Werte korreliert. Forscher der Medizinischen Hochschule Hannover konnten zeigen, dass die Akutphase-Proteine eine zentrale Rolle beim Nachweis und bei der Entstehung von Herz-Kreislauf-Krankheiten spielen; die tierexperimentelle genetische Ausschaltung der APP-Produktion senkte deutlich die Arteriosklerosebildung [13]. Auch Patienten mit Thrombosen haben erhöhte Serumspiegel für CRP, Fibrinogen und aktivierte Gerinnungsfaktoren [14].

Die inflammatorischen Abläufe destabilisieren bei Arteriosklerose eine vorhandene inaktive zu einer aktivierten Plaque. Der „humorale Inflammationsstatus", die Summe aus CRP + Fibrinogen, zeigt dieses Geschehen an [15]. Bei Influenzapatienten bestimmen wir routinemäßig diesen prognostisch wichtigen Status. Es hat sich gezeigt, dass er sich bei frühzeitiger Therapie mit Neuraminidase-Inhibitoren um 50 % senken lässt. Hieraus ergibt sich ein bedeutender prophylaktischer Wert der rechtzeitigen antiviralen Influenzatherapie: Vermeidung unnötiger kardiovaskulärer Risiken.

Literatur

1 Klenk HD. Viren zwischen Tier und Mensch – Wirtswechsel und Pathogenität zoonotischer Erreger. Vorlesung zur Verleihung des Robert Koch-Preises, Berlin, 3.11.2006

2 Zinkernagel R, Navarini A et al. Increased susceptibility to bacterial superinfection as a consequence of innate antiviral responses. PNAS 2006; 103: 15535–15539

3 Medscape Alerts 31.1.2008: Pediatric Deaths From Influenza/MRSA Coinfection Spark CDC Advisory.

4 Linde H-J. Bedrohliche Zunahme Methicillin-resistenter Staphylococcus-Stämme: "Community-acquired MRSA". Dtsch Arztebl 2005; 102: A-1070

5 Witzleb W et al. Demonstration of influenza virus A in human heart by semiquantitative virus assay and immuno-fluorescence. Acta Virol 1976; 10: 168

6 Becher H et al. Previous infection and other risk factors for acute cerebrovascular ischemia: attributable risks and the characterization of high risk groups. J Epidemiol Biostat 2002; 5: 277–283

7 Takahashi M et al. Detection of viral antigens in the encephalopathy brain by influenza A virus. Abstract, Conference Options for the Control of Influenza IV, Hersonissos, Crete, 2000

8 Togashi T et al. Influenza-associated acute encephalopathy in Japanese children. Abstract, 1st European Influenza Congress, Malta, 2002

9 Logtenberg S et al. Disappearance of immunoglobulins in acute phase of influenza A infection. Lancet 2006; 368: 1546

10 Vogel GE et al. Influenza in der Praxis des Arztes. Infection 1995; Abstract Sy 19.

11 Davignon J, Ganz P. Role of endothelial dysfunction in artherosclerosis. Circulation 2004; 109 (Suppl. III): 27 – 32

12 Söderberg M et al. Initial symptoms in pulmonary embolism differ from those in pneumonia: a retrospective study during seven years. Eur J Emerg Med 2007; 13: 225 – 229

13 Luchtefeld M et al. Signal transducer of inflammation gp130 modulates atherosclerosis in mice and man. J Exp Med 2007; 204: 1935 – 1944

14 Ärzte Zeitung, 16. 5. 2007

15 Vogel GE et al. Influenza, Übersterblichkeit, Impfung, Arteriosklerose, humoraler Inflammationsstatus, Neuraminidasehemmer – ein zusammenhängender Weg. Infection 2003; 31 (Suppl. 1): 150

9 Klinik der Influenza

Das Krankheitsbild der Grippe umfasst ein weit gefächertes Verlaufsspektrum, von symptomarmen bis zu schwersten Formen mit tödlichem Ausgang. Dabei ist es nicht vorhersagbar, mit welcher Prädisposition der nächste Grippepatient in die Praxis kommt. Wegen der prinzipiellen Bedrohlichkeit der akuten Influenza und der Möglichkeit folgenreicher Komplikationen muss jeder Grippepatient mit der gleichen Aufmerksamkeit und Konsequenz behandelt werden. *Es in jedem Fall absolut notwendig, den Patienten zu sehen; eine Diagnose per Telefon verbietet sich.*

Besonders die foudroyanten Verläufe mit primärer hämorrhagischer Pneumonie, Verbrauchskoagulopathie und Multiorganversagen zeigen das durchgängige Prinzip der *Frühzeitigkeit*, denn die ersten 2 – 3 Tage sind entscheidend. Selbstverständlich duldet auch der klassische Krankheitsverlauf, der Menschen jeden Alters, vor allem aber 10 – 60-Jährige betrifft, keinen Verzug, wie die vorangegangenen Kapitel gezeigt haben (Abb. 9.**1**).

Für alle Patienten, die den klassischen Krankheitsverlauf erleben, ist der Beginn so beeindruckend, dass sie sich oft noch lange Zeit danach an den genauen Zeitpunkt erinnern können. Aus dem Nichts bzw. aus vollem Wohlbefinden heraus erleben sie ein plötzlich einsetzendes Gefühl völliger Abgeschlagenheit und allgemeinen Unwohlseins. Dieser *Sudden Onset* zwingt die Betroffenen zur sofortigen Beendigung der momentanen Tätigkeit. Eine Patientin erlebte diesen Moment während des Autofahrens und musste deswegen gleich anhalten, eine andere schaffte es nicht mehr ins Wartezimmer und musste sich auf der Bank im Eingangsflur der Praxis hinlegen. Es ist tatsächlich so, dass vielen Patienten der Beginn einer Influenza, genauer gesagt die Angst vor etwas physisch Bedrohlichem ins Gesicht geschrieben steht. Die „Influenza-Physiognomie" wirkt wie eingefrorene Angst und lässt die Vorahnung des Imminenten erkennen.

Die Porträts auf diesen Seiten stammen von Dr. Regula Kunkel. Frau Kunkel vereint 2 Berufungen. Zum einen hat die Fachärztin für Anästhesiologie 28 Jahre am Institut für Anästhesiologie des Deutschen Herzzentrums München (später Technische Universität) gearbeitet, war dort Leitende Oberärztin und stellvertretende Chefärztin. Auf der anderen Seite und eigentlich gleichberechtigt ist Frau Kunkel Künstlerin, sie absolvierte ein Studium an der Kunstakademie München. Mit ihrer Kunst des Sehens und Zeichnens hat Frau Kun-

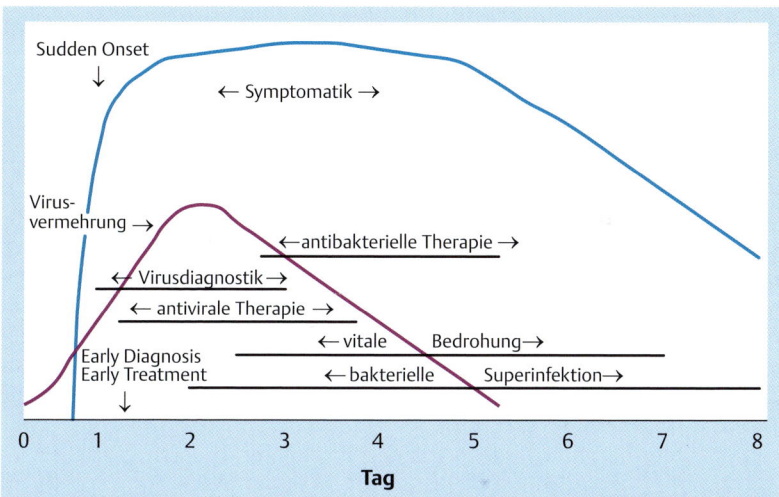

Abb. 9.**1** Zeitlicher Verlauf der Influenza – Chancen für frühzeitige Diagnostik und Therapie (Quelle: Vogel G, Lange W. Influenza – neue diagnostische und therapeutische Chancen. Stuttgart: Thieme, 2000).

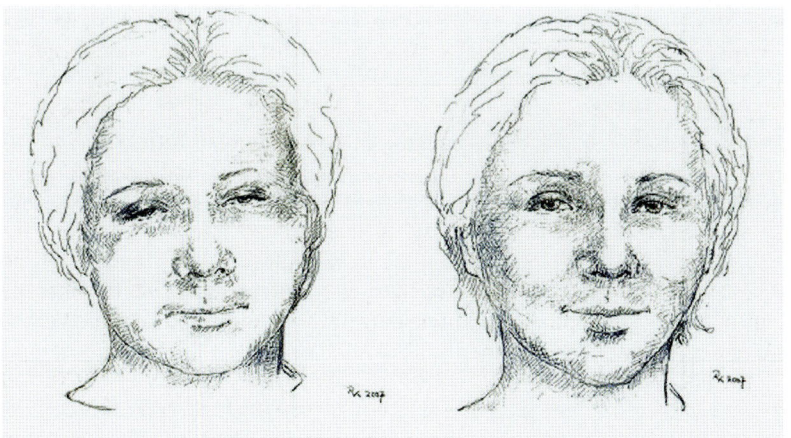

Abb. 9.**2** Porträts von Regula Kunkel (Quelle: Abdruck mit freundlicher Genehmigung von Frau Dr. Regula Kunkel).

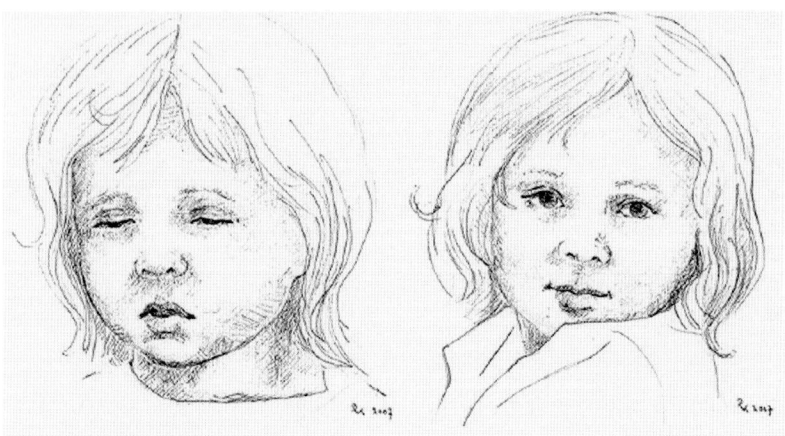

Abb. 9.**3** Porträts von Regula Kunkel (Quelle: Abdruck mit freundlicher Genehmigung von Frau Dr. Regula Kunkel).

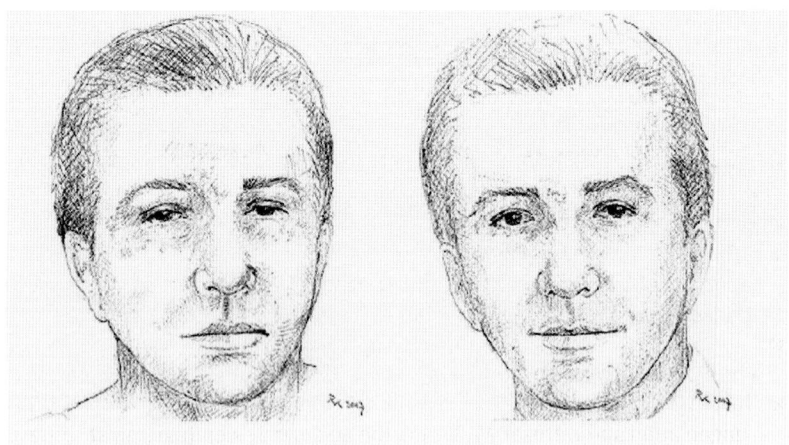

Abb. 9.**4** Porträts von Regula Kunkel (Quelle: Abdruck mit freundlicher Genehmigung von Frau Dr. Regula Kunkel).

kel sowohl sehr eindrücklich den Moment des Krankheitsbeginns zum Ausdruck gebracht – ganz nach dem Gedanken des Malers Daniel Richter: „Malerei ist festgehaltene Zeit" – als auch die umfassende Erleichterung nach erfolgreicher antiviraler Behandlung dargestellt (Abb. 9.**2** bis 9.**4**). Wir freuen uns sehr, diese Influenzaporträts hier verwenden zu dürfen.

9.1 Typische Symptome

Wenn über die Surveillance-Systeme bekannt ist, dass Influenza in der Region auftritt, helfen folgende Grippe-Leitsymptome für eine erste Unterscheidung zu anderen akuten respiratorischen Erkrankungen (ARE):

- plötzlicher Beginn (Sudden Onset) aus völligem Wohlbefinden heraus
- hohes Fieber (≥ 38,5 °C, rektal gemessen!)
- Frösteln, Schweißausbrüche
- schweres allgemeines Krankheitsgefühl
- Muskelschmerzen, Kopfschmerzen, Halsschmerzen
- trockener Reizhusten

Dieses grobe Raster lässt sich spätestens am zweiten Tag der Infektion, wenn das klinische Bild komplett ausgebildet ist, mit charakteristischen Symptomen ergänzen:

- Der „Influenza-Physiognomie" entspricht, dass der Patient verschnupft und verheult aussieht; das Gesicht ist durch periorbitale Ödeme aufgedunsen. Die Lidränder sind aufgrund einer Konjunktivitis, die durch häufiges Reiben noch verstärkt wird, krustig verklebt.
- Die Gesichtshaut kann lilarot, Schleimhäute und Lippen sogar zyanotisch koloriert sein.
- Zur Allgemeinsymptomatik gehören auch Lustlosigkeit und fehlende Leistungsbereitschaft.
- Ebenso charakteristisch sind Laryngitis und Tracheitis mit einem quälenden, bellenden Husten und Heiserkeit bis zur vollständigen Aphonie.
- Mitunter erleiden die Patienten am Anfang einen Kreislaufkollaps.
- Oft bleibt eine postgrippale Asthenie (ständige, schwere Erschöpfung, bisweilen auch als Fatigue-Syndrom bezeichnet) über 2–3 Wochen, manchmal auch länger bestehen.
- Die Patienten sind sehr geräusch- und lichtempfindlich; bei ausgeprägter Photophobie möchten sie sich in abgedunkelte Räume zurückziehen.
- Zu den gesteigerten Empfindlichkeiten gehört auch eine gegenüber Berührungen aufgrund diffuser Myalgien, die auch zu Bewegungsunlust führen.
- Die von den Augen ausgehenden Kopfschmerzen ziehen nach parieto-temporal und werden meist als stark und bohrend, gelegentlich als diffus und dumpf empfunden.
- Nur bei akuten schweren Verläufen kann Schüttelfrost (wie bei einer bakteriellen Sepsis) vorkommen, dann steigt das Fieber schnell auf 41 °C an. Ansonsten ist der subjektiv geschilderte Schüttelfrost ein Frösteln mit kontinuierlichem Fieber über 3–5 Tage (sogenannte Kontinua).

Vorsicht: Folgende typische Symptome können zunächst auf andere Erkrankungen hindeuten, was sich dann jedoch im kompletten klinischen Influenzabild bzw. bei näherer Untersuchung nicht bestätigt:

- Durch die Unlust zu essen und zu trinken sowie Nausea mit Erbrechen und Durchfällen können gastroenterologische Störungen vermutet werden.
- Auf Meningismus könnten reflektorische Verspannungen der Nackenmuskulatur hinweisen. Allerdings können die Hirnhäute noch involviert werden, vor allem infolge von Sekundärinfektionen im HNO-Bereich.
- Die Muskelschmerzen sind stark lumbosakral im Gebiet des M. erector spinae ausgeprägt, was auf Bandscheibenschäden oder Nierenerkrankung hindeuten könnte.

Der Schweregrad pulmonaler Manifestationen der Influenza variiert von der folgenlosen Abheilung bis hin zum foudroyanten Verlauf mit letalem Ausgang. Doch selbst beim anscheinend unkomplizierten Verlauf ist bei fast allen Patienten die Lungenfunktion eingeschränkt, was auf eine Beteiligung der kleinen Atemwege hinweist.

9.2   Klinische Befunde

Bei der Inspektion des Rachens wird die Pathophysiologie mit dem Entzündungsprozess deutlich sichtbar. Die sich rasch vermehrenden Viren lähmen die Kapillaren und schon die Mundschleimhaut fällt durch verstärkte Blutfülle auf. In der Rachenschleimhaut erkennt man dann eine charakteristische Gefäßzeichnung der gestörten Mikrozirkulation, die an eine Stase im Gefäß erinnert. Dieser Zustand wird auch als sogenannte „flammende Röte" bezeichnet. Um die ödematös vergrößerte Uvula, die bis zum Zungengrund reichen kann, ist ein livider rautenförmiger Rachenring zu sehen (Abb. 9.**5**). Auf dem Integument zeigt sich ein transientes, kleinfleckiges, makulöses Exanthem. Nicht wenige Patienten haben das Gefühl, ihre Halslymphknoten seien angeschwollen, doch das ist eher bei jüngeren Patienten der Fall. Auch die Milz kann vergrößert sein. Weiterhin kann Tachypnoe mit Dyspnoe festgestellt werden und bei der Auskultation sind gelegentlich bereits Giemen und Pfeifen hörbar. Die Lunge ist bei der initialen klinischen Untersuchung noch subklinisch betroffen (alveolokapillärer Diffusionskoeffizient) und bei der Herz-Kreislauf-Untersuchung fällt die Bradykardie auf, die nicht zum klinischen Bild und Fieber passt.

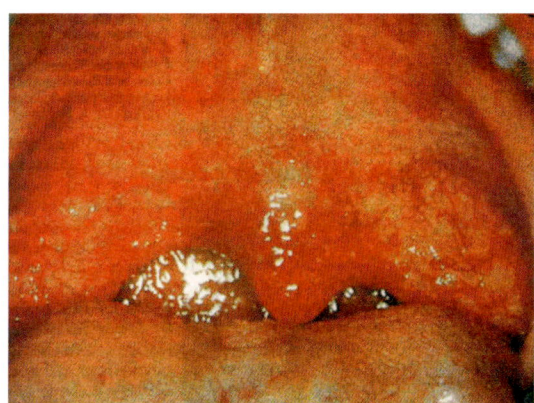

Abb. 9.**5** Inflammierter Rachen mit den Zeichen einer gestörten Mikrozirkulation (Quelle: G. E. Vogel).

9.3 Klinik bei Kindern

Jeder wird verstehen, dass ich nach den Erlebnissen mit meinen eigenen Kindern und den daraus entstandenen Konsequenzen (s. Vorwort zur 1. Auflage) den Zusammenhang von Kindern und Influenza sehr genau verfolge.

Die Situation wird unterschätzt und das ist gefährlich. Kinder gehören mit Jugendlichen, jungen Erwachsenen und Menschen in mittleren Jahren zu den Personen, die am häufigsten an der Grippe erkranken, mehr noch, sie erkranken 3-mal häufiger als Erwachsene. Als Kleinkinder sind sie aufgrund ihres noch nicht vollständig entwickelten Immunsystems besonders gefährdet, später ist ihr Ansteckungsrisiko durch den Besuch von Tagesstätten, Kindergärten und Schulen deutlich erhöht. Infektionsraten von über 50 % bei Schulkindern sind nicht selten; es kommt auch vor, dass Kinder während einer gesamten Grippeepidemie am stärksten betroffen sind. Dennoch werden die meisten Influenzainfektionen bei Kindern klinisch nicht diagnostiziert – trotz wirksamer Schnelltests. So wird entsprechend einer US-amerikanischen Studie ein Abstrich nur bei 28 % der hospitalisierten und 17 % der ambulant vorgestellten Kinder vorgenommen, bei denen dann Grippe labordiagnostisch bestätigt wurde. Hinzu kommt, dass nur etwa 35 % der erkrankten Kinder innerhalb von 2 Tagen zum Arzt gebracht werden, genau die Zeit, in der die antivirale Therapie am wichtigsten ist [1].

Abgesehen von den anstrengenden Krankheitsverläufen und den Komplikationen, die Kinder mitunter lebenslang beeinträchtigen können, birgt diese Unterschätzung natürlich ein enorm hohes Verbreitungsrisiko. Schon bevor es selbst Symptome zeigt, kann ein Kind, das aus der Schule kommt, zu Hause seine Familienmitglieder anstecken – ein Schneeballeffekt der Epidemie, durch den sich bei Familien mit schulpflichtigen Kindern das Infektionsrisiko verdoppeln kann.

Im günstigen Fall bleibt die Grippe bei bis zur Hälfte aller infizierten Kinder ohne Symptome.

Andernfalls manifestiert sich die Krankheit mit grundsätzlich ähnlicher Charakteristik wie bei Erwachsenen (s. o.), nur dass das plötzliche schwere Krankheitsgefühl bei den Kindern besonders große Angst und Hilfsbedürftigkeit auslöst. Es gibt aber auch deutlich wahrnehmbare Unterschiede, z. B. die ausgeprägte Schläfrigkeit, die sogar bei etwa der Hälfte der Kleinkinder eine Art Dämmerzustand erreichen kann. Darüber hinaus kommt es bei Kindern häufiger (bei bis zu 40 %) zu Übelkeit und Erbrechen sowie Diarrhö. Auffallend ist ebenfalls der sogenannte Virusschnupfen mit ständig laufender Nase. Auch die Fieberreaktion ist ausgeprägter als bei Erwachsenen. Mit den gefürchteten Fieberkrämpfen muss bei 20 – 50 % der jungen Patienten gerechnet werden. Ein typisches Problem ist die mangelnde Fähigkeit kleiner Kinder, Beschwerden genau zu beschreiben. Dadurch können gerade Kopf-, Glieder- und Muskelschmerzen verborgen bleiben.

Bei Kindern sind altersabhängige Krankheitsverläufe zu beachten. Während bei Säuglingen Bronchiolitis, Sepsis, nosokomiale Infektionen, Apnoe und Fieberkrämpfe im Vordergrund stehen, ist der Verlauf bei Kleinkindern von Otitis, Laryngotracheitis, Bronchitis, Bauchschmerzen, Gastroenteritis und Fieberkrämpfen geprägt [2]. Auf Komplikationen wird weiter unten näher eingegangen.

9.4   Klinik bei alten Menschen

Ebenso wie Kleinkinder tragen Patienten über 65 Jahre die Hauptlast der Erkrankung mit schweren Verläufen und hospitalisierungspflichtigen Komplikationen. Zudem ist bei dieser Patientengruppe die Sterblichkeit am höchsten; während einer Epidemie sterben an einer Grippe bis zu 95 % der über 60 Jahre alten Menschen [3, 4]. Es sind vor allem 4 Bedingungen, die diese enorme Mortalität verursachen:

1. Allgemeine Verringerung der Immunreaktivität.
2. Die durch Influenza ausgelöste und/oder verstärkte vaskuläre Folgeerkrankung Arteriosklerose und dekompensierte chronische Grunderkrankungen (z. B. chronische Herz-, Lungen-, Stoffwechselerkrankungen, Immundefekte).
3. Es reicht bereits *ein* medizinischer Risikofaktor, um das Mortalitätsrisiko der über 65-Jährigen gegenüber dem von Erwachsenen in mittleren Jahren

um das 20-Fache zu erhöhen; bei 2 oder 3 Risikofaktoren kann es das 30-Fache sein.

4. Leben in Alters- oder Pflegeheimen; die Hälfte der an Influenza verstorbenen über 65-Jährigen lebte in diesen Einrichtungen.

In den Alters- und Pflegeheimen spielen die vielen Kontakte zum Pflegepersonal und zu den Angehörigen einschließlich der Enkelkinder eine wichtige Rolle, denn mit diesen Personen gelangen die Viren in diese Einrichtungen. Daraus ergibt sich sehr deutlich die Notwendigkeit eines konsequenten Impfschutzes bei allen Beteiligten.

Die Symptomatik bei alten Menschen ist komplizierter als in den anderen Patientengruppen, weil die Beschwerden nicht deutlich ausgeprägt sind oder, nicht selten, ganz fehlen. So setzen die Symptome teilweise nicht plötzlich ein, sondern entwickeln sich eher schrittweise. Statt des typischen Fiebers kann die Temperatur nur leicht erhöht sein. Es ist auch möglich, dass nur ein einziger Zustand bzw. eine Zustandsänderung als Symptom einer Grippeinfektion auffällt. Dazu gehören dann „einfachere" Krankheitszeichen wie Hüsteln, Räuspern, Gliederschmerzen oder leichter Kopfdruck, aber auch Blutdruckänderungen, Hypokaliämie, Exsikkose, abweichende Gerinnung oder Blutzuckerwerte, Obstipationstendenz oder nur stärkere Verwirrtheit. Daher muss während einer Influenzaepidemie jeder Abweichung vom bekannten Zustand des Patienten mit genauer Beobachtung und Befragung nachgegangen werden. Die Situation im Alters- oder Pflegeheim kann den Vorteil bieten, dass die mit dem Patienten vertraute Ärztin bzw. der vertraute Arzt oder das Pflegepersonal das schnell feststellen können. Im ambulanten Bereich ist wieder der *Hausarzt* als erste und kontinuierliche ärztliche Anlaufstelle gefragt. Seine Bedeutung als Primärversorger, der seine Patienten umfassend betreut, sollte nicht als Auslauf-, sondern als Zukunftsmodell begriffen und unterstützt werden.

9.5 Komplikationen

Zwar treten Komplikationen häufiger bei älteren oder Risikopatienten auf (Tab. 9.**1**). Tatsache aber ist, dass alle Grippepatienten davon betroffen sein können – auch bei zuvor gesunden, körperlich aktiven jungen Menschen können Komplikationen auftreten. Man geht davon aus, dass jede fünfte Influenzaerkrankung in Komplikationen mündet. Bei einigen treten lebensbedrohliche Verläufe bereits in den ersten 3 – 4 Tagen der Infektion auf; bei schwersten Verlaufsformen ist der perakute Todesfall innerhalb weniger Stunden möglich. Für die USA ergab eine Auswertung der Mortalitätsstatistiken und

Tabelle 9.**1** Risikogruppen für Influenzakomplikationen.

Patienten mit
– chronischen Herzkrankheiten
– chronischen Lungenerkrankungen (Asthma, chronische Bronchitis und Emphysem)
– chronischer Niereninsuffizienz, Dialysepatienten
– Stoffwechselerkrankungen wie Diabetes mellitus
– Durchblutungsstörungen
– chronischer Anämie
– erworbenen oder angeborenen Immundefekten, z. B. unter immunsuppressiver Therapie mit Kortison, Zytostatika oder anderen Immunsuppressiva

der nationalen Virus-Surveillance sehr hohe Zahlen für Todesfälle durch kardiovaskuläre und respiratorische Erkrankungen, deren Ursache Infektionen mit Influenza-Viren oder RSV (Respiratory Syncytial Virus) waren: 10 000 Todesfälle infolge einer Lungenentzündung und 50 000 Herz-/Lungen-Todesfälle. Dabei ist das Influenzavirus im Vergleich zum RSV für etwa 3-mal mehr Todesfälle verantwortlich [5]. Schwere Komplikationen betreffen vorrangig Personen mit Grunderkrankungen. Auch Exazerbationen dieser Grunderkrankungen (z. B. COPD, Diabetes, Arteriosklerose, Herz- und Niereninsuffizienz, Psoriasis) sind mögliche Folgen der Virusgrippe. Tabelle 9.**2** gibt einen Überblick über das Spektrum möglicher Komplikationen. Bei schweren Verläufen und dem Auftreten von Komplikationen sollte immer die labordiagnostische Sicherung vorgenommen werden, deren Ergebnis innerhalb kurzer Zeit zur Verfügung steht.

Die häufigsten Komplikationen der Influenza sind: Bronchitis, Pneumonie, Otitis media, Meningitis und Myokarditis. Diese können jeweils primär oder sekundär auftreten. Zur Wahrscheinlichkeit einer Pneumonie bei Influenzainfektion schwanken die Angaben von 2 bis zu 38 %.

9.5.1 Komplikationen der oberen und unteren Atemwege

Solange die muköziliäre Barriere und das Immunsystem unbeeinträchtigt funktionieren können, werden die im Respirationstrakt lebenden Bakterien so weit kontrolliert, dass massenhafte Kolonisierungen nicht möglich sind. Im Moment der Influenzainfektion setzen primäre virale Schäden die Abwehrmechanismen außer Kraft und bakterielle Superinfektionen können sich meist innerhalb von 2 – 3 Tagen nach Beginn der Grippe entwickeln. Da-

Tabelle 9.**2** Mögliche Komplikationen der Influenza.

Komplikationen im HNO-Bereich
– Pharyngitis
– Laryngitis
– Sinusitis
– Otitis media

pulmonale Komplikationen
– purulente Bronchitis
– primäre/atypische Pneumonie
– akutes Lungenödem (Capillary Leak Syndrome)
– sekundäre Pneumonie
– bronchiale Hyperreaktion
– Exazerbation einer pulmonalen Grunderkrankung

kardiale Komplikationen
– Perikarditis
– Myokarditis
– Endokarditis
– myokardialer Infarkt
– Kardiomegalie

Komplikationen im Zentralnervensystem
– Guillain-Barré-Syndrom
– Meningitis
– Enzephalitis

gastrointestinale Komplikationen
– Cholezystitis
– Appendizitis
– Divertikulitis
– Candidose des gastrointestinalen Systems

durch verlängern sich Erkrankungen des HNO-Bereichs und die Rekonvaleszenz kann erst wesentlich später stattfinden. Sollte also nach 2 oder 3 Tagen der Patient einen zweiten Fieberschub erleiden, ist die gezielte Antibiotikatherapie indiziert. In Rachenabstrichen werden am häufigsten (in absteigender Reihenfolge) folgende Bakterien gefunden:

1. Streptokokken der Gruppen A (β-hämolysierende Streptokokken), G, C, F und B
2. Staphylococcus aureus
3. Enterobakterien, Pseudomonas
4. Pneumokokken
5. Haemophilus influenzae
6. Moraxella catarrhalis

Zwei von drei Betroffenen entwickeln im Verlauf eine *bronchiale Hyperreagibilität,* die oft über mehrere Wochen bestehen bleibt und durch Entzündungsverstärkung ein Asthma bronchiale verschlimmern kann. Der dadurch provozierte Husten bleibt ohne Auswurf, aber nach abgeklungener Influenza bestehen und wird dann besonders durch kalte Luft oder Rauch provoziert. Möglicherweise wird die Gabe inhalativer Kortikoide notwendig.

Bei Erwachsenen ist eine eitrige *Bronchitis* die häufigste pulmonale Komplikation mit Husten und verfärbtem Auswurf als Leitsymptomen. Die Patienten entwickeln meist kein Fieber und eine nur gering ausgeprägte Allgemeinsymptomatik.

An der *Otitis media* ist gut der Zusammenhang von viraler und bakterieller Infektion abzulesen. Die Ausbreitung der Influenzaviren in den Epithelien der Tuba auditoria (Eustachii) zeigt sich anhand der blutgefüllten Bläschen auf dem Trommelfell und im äußeren Gehörgang – das ist der Nährboden für eine bakterielle Superinfektion und die resultierende schmerzhafte Mittelohrentzündung. Kopf- und Ohrenschmerzen müssen stets beobachtet werden (Otoskopie).

Im Gegensatz zu diesen Erkrankungen haben Komplikationen der pulmonalen Etage gravierende bis lebensbedrohliche Auswirkungen. Die sehr häufige *influenzabedingte Pneumonie* bedeutet besonders für sehr alte Patienten (ca. 85 J.) ein hohes Risiko, an dieser Komplikation zu sterben; gegenüber den 60–70-Jährigen ist es 32-fach erhöht. Die Lungenentzündung entsteht *primär* ohne bakterielle Sekundärinfektion nur aufgrund der Infektion mit dem Grippevirus, *sekundär* mit bakterieller Genese oder als Folge der gleichzeitigen viralen und bakteriellen Aktivität. Grundsätzlich erfordert jede Pneumonie kurzfristige Verlaufsbeobachtungen von Klinik, Labor und Röntgen-Thoraxbefunden. Zur genauen Diagnose, Differenzierung und weiteren Beurteilung bietet neben dem Thorax-Röntgen die hochauflösende Computertomografie (hrCT) die Möglichkeit, peribronchiale entzündliche Infiltrate bereits früh zu erkennen.

Die *primäre Pneumonie* macht etwa 20% der influenzabedingten Lungenentzündungen aus. Grundsätzlich bestehen eine ausgeprägte Dyspnoe und Zyanose. Die Symptome Fieber, Husten mit wenig, aber oft blutigem Auswurf, Dyspnoe, Tachypnoe, Zyanose entwickeln sich im Influenzaverlauf. Sehr selten, aber sehr gefürchtet ist eine Variante der primären, die *hämorrhagische Pneumonie.* Ursache sind vermutlich hohe Viruskonzentrationen (s. 5.2 Zytokinsturm), die eine Zerstörung der Endothelien und in der Folge ein Ödem bewirken. In den alveolären Kapillaren lassen sich Fibrinthromben, Hämorrhagien und Nekrosen nachweisen. Die hämorrhagische Sekretion in den Alveolarraum führt zu einer zunehmenden und meist beatmungspflichtigen respiratorischen Insuffizienz mit oft tödlichem Ausgang. Das Röntgenbild ent-

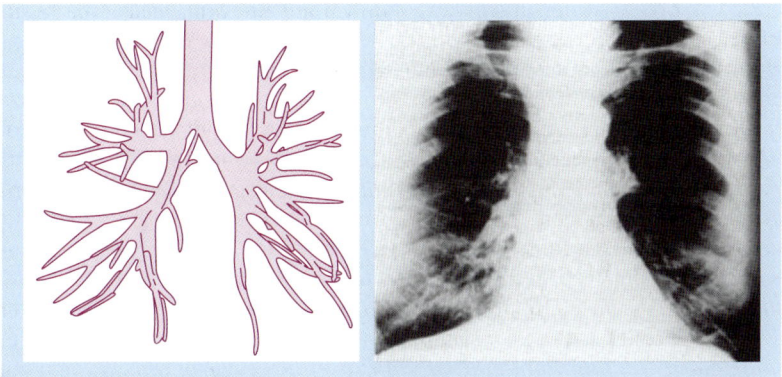

Abb. 9.**6a** und **b** **a** Schematische Darstellung der „Tram Tracks". **b** Röntgenbild bei interstitieller Pneumonie mit typischen „Tram Tracks" (Quelle: Konsiliarinstitut Radiologie Marienplatz – Dr. Gerhard Luttke und Dr. Christian Kutschker, München).

spricht dem eines Lungenödems. Der Prozess aus systemischer Entzündungsreaktion mit Kapillarwandläsionen, massivem Plasmaaustritt, Polyurie und Lungenödem als Folge der intravaskulären Flüssigkeitsüberladung ist als „*capillary leak syndrome*" bekannt [6].

Die radiologische Untersuchung bei der *interstitiellen Pneumonie*, eine zweite und häufigere Form der primären, ergibt die sogenannten „Tram Tracks", also ein „Schienengleisphänomen" mit deutlicher Streifen- und Netzzeichnung (Abb. 9.**6a,b**). Die durch die Entzündung verursachten Läsionen entstehen hierbei im Bereich der Bronchialwände und interlobulären Septen.

Die mit Abstand meisten Pneumonien werden *sekundär* durch Bakterien bzw. durch ein gemischt viral-bakterielles Geschehen verursacht. Besonders schwer verläuft z. B. die Influenza-A-Infektion plus einer S.-areus-Pneumonie mit dem Risiko der Abszedierung. Der Weg zur bakteriellen Superinfektion wurde im Kapitel Pathophysiologie beschrieben. Zu den Hauptfaktoren gehören die verminderte mukoziliäre Clearance sowie geringere Alveolarmakrophagen- und Neutrophilenaktivität.

Am häufigsten handelt es sich bei der sekundären Pneumonie um die *ambulant erworbene Pneumonie* (Community acquired Pneumonia, CAP). Sie ist in Deutschland die Ursache für die meisten Todesfälle durch Infektion, 250 000 Patienten werden ambulant und ebenso viele stationär behandelt. Im Erkrankungsfall sterben innerhalb eines Monats bereits 8 % der Patienten, für weitere 5 % endet die Infektion innerhalb des nächsten halben Jahres tödlich. Erreger sind zu 35 – 50 % Pneumokokken, zu etwa 20 % Hämophilus und etwa 13 % Mykoplasmen und bis zu 13 % Viren, vor allem Influenzaviren A und B in den Monaten Januar bis März [7]. Besonders anfällig für CAP sind Menschen mit schwachem Immunsystem (Säuglinge, alte Menschen, Bettlägerige oder schwerkranke Patienten, die mit immununterdrückenden Medikamenten behandelt worden sind). Die Untersuchung des Blutbilds kann bei CAP-Patienten in der Arztpraxis außerordentlich wichtig werden. So kann ein stark erhöhter CRP-Wert (> 100 mg/l) die Abgrenzung zu infektionsbedingten Exazerbationen einer COPD und anderer pulmonaler Erkrankungen unterstützen. Mit der kontinuierlichen CRP-Messung lässt sich der Therapieerfolg dokumentieren. Ferner ist das Letalitätsrisiko bei Leukopenie (< 4000/ml) und Leukozytose (20 000/ml) erhöht.

Über die Wirksamkeit der Grippeschutzimpfung wird sehr viel diskutiert und im Kapitel Prophylaxe wird darauf ausführlich eingegangen. Bereits hier kann aber darauf hingewiesen werden, dass mit den üblichen trivalenten inaktivierten Influenzaimpfstoffen bei älteren Patienten die Vermeidung influenzabedingter Pneumonien zu 56 % möglich ist. Die Pneumokokken-Schutzimpfung, bei der Erwachsene üblicherweise eine 23-valente Polysaccharidvakzine erhalten, kann, da es sich ebenfalls um einen Todimpfstoff handelt, gleichzeitig mit der Grippeschutzimpfung erfolgen. Diese Pneumokokken-Prophylaxe verringert signifikant und sehr wirksam die bakteriämisch verlaufende Pneumonie und besonders Risikopatienten für eine invasive Pneumokokken-Infektion profitieren von dem Impfschutz [8].

Die Influenza kann zur Exazerbation bestehender Grunderkrankungen führen bis hin zum letalen Ausgang. Personen mit Herz-Kreislauf-Erkrankungen sind besonders gefährdet (s. u.). Neben den Pneumonien und Bronchitiden zählen Exazerbationen bei chronisch-obstruktiver pulmonaler Erkrankung (COPD) und Asthma zu den wichtigsten pulmonalen Komplikationen.

9.5.2 Komplikationen des Herz-Kreislauf-Systems

In letzter Zeit wurde vermehrt über den Zusammenhang von Influenzainfektionen und kardiovaskulären Erkrankungen berichtet und tatsächlich muss das Problem sehr ernst genommen werden. Eine 2007 vorgelegte Autopsiestudie belegt, dass während einer Influenzawelle die Zahl der tödlichen Herzinfarkte um 30 % und die chronischer ischämischer Herzerkrankungen um 10 % ansteigt [9]. Der Studienleiter, M. Madjid, kommentierte die Resultate mit der Aussage: „Grippe ist bei Herzpatienten ein gefährlicher Killer." Weitere Daten belegen eine influenzabedingte Übersterblichkeit durch Herzerkrankungen bzw. -infarkte von 35 – 50 % [10]. Der mit hoher Wahrscheinlichkeit zugrunde liegende Pathomechanismus besteht in der Destabilisierung arteriosklerostischer Plaques und entstehenden Blutgerinnseln als Folge der akuten und schweren Inflammation (s. u.).

Erschwerend kommt hinzu, dass virale Herzerkrankungen wie z. B. eine Virusmyokarditis wegen ihrer unspezifischen Symptome häufig übersehen werden – in vielen Fällen auch bei der Perikarditis. Symptome wie Brustschmerzen, Luftnot, Abgeschlagenheit können von einer Herzmuskelentzündung herrühren. Klinisch sind Palpitationen und nicht charakteristische linksthorakale Beschwerden feststellbar. Weil es auch immer wieder lebensbedrohliche Verläufe gibt, etwa wenn es zur Entwicklung einer akuten Herzinsuffizienz kommt (Abb. 9.**7**), sollte die kardiologische Diagnostik bei der Untersuchung von Influenzapatienten berücksichtigt werden. Tabelle 9.**3** gibt einen Überblick über die entsprechenden Befunde (Tab. 9.**3**).

Mittlerweile ermöglicht die kardiale Magnetresonanztomografie (MRT) eine sichere, nicht invasive Diagnose von Myokarditiden und inflammatorischen Veränderungen der Koronararterien.

Die folgende Kasuistik charakterisiert sehr gut das diagnostische Problem und die Gefährlichkeit der kardialen Beteilung bei Influenza.

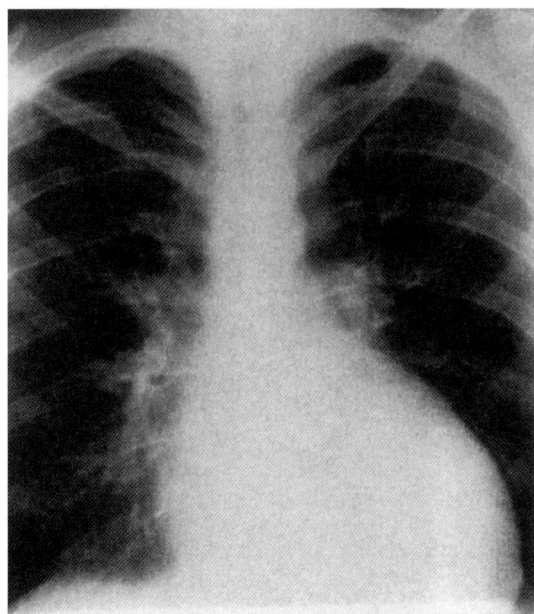

Abb. 9.**7** Dilatative Kardiomyopathie viraler Genese (I. Medizinische Klinik und Poliklinik der TU München, Klinikum rechts der Isar. Direktor: Prof. Dr. A. Schömig).

Tabelle 9.**3**   Befunde kardialer Diagnostik bei Influenzapatienten.

EKG
– Abflachung der T-Wellen
– Änderung der ST-Strecken
– Ruhetachykardie
– Rhythmusstörungen treten neu auf
– Erregungsrückbildung ist gestört
– inkomplette oder komplette Schenkelblockbilder, SA- oder AV-Blockierungen

Echokardiografie
– Dilatation des linken und rechten Ventrikels
– linksventrikuläre Funktion ist eingeschränkt, EF < 55%
– regionale Wandbewegungsstörungen treten neu auf
– Perikarderguss
– intrakavitäre Thromben
– Vegetationen an den Herzklappen
– paravalvuläre Abszessbildungen

Langzeit-EKG oder Event-Recorder
– häufige Extrasystolen, auch in Serie
– intermittierendes Vorhofflimmern

Kasuistik: 37-jährige Krankenschwester, keine Vorerkrankung, ungeimpft

1.3.2002	Vormittags noch „total fit", 15 Uhr schlagartig Fieber 38,5 °C, Gliederschmerzen, Halsschmerzen, matt, Paracetamol
4.3.2002	Arztbesuch, Patientin verlangt Antibiotikum, später Schweißausbrüche, Erschöpfung, Übelkeit
5.3.2002	Hausbesuch, bettlägerig, aufgedunsenes Gesicht, zu Schlitzen verengte Augen, RR 120/80
6.3.2002	Durchgeschwitzt aufgewacht, weiter bettlägerig, Hausbesuch, Atemnot, Angstgefühl, Appetitlosigkeit, kein Fieber, Infusion **(500 ml G 5%)**, 23:30 Uhr RR 85/50
7.3.2002	Hausbesuch, RR 90/50, HF 130 regelmäßig, Krankenhauseinweisung, Diagnose: akute Perimyokarditis (generalisierte Hypokinesie linker Ventrikel, EF 35%, vorderer und hinterer Perikarderguss), **3 mg** Beloczok i.v., „passagere Schocksymptomatik", Druckabfall, bewusstlos, Rettungshubschrauber, Herzzentrum München

7.3.2002	Herzzentrum München, Diagnose: akute Virusmyokarditis, kardiogener Schock mit Multiorganversagen (Leber, Niere), linker Ventrikel EF 7%
8.3.2002	Herzoperation: Externes Kreislauf-Unterstützungssystem (Berlin-Heart), Implantat biventrikulär (Prof. Dr. Rüdiger Lange, Herzchirurgie)
9.3.2002	positiver Titer Influenza A (1:32)
4.4.2002	Explantation Berlin-Heart, komplette Erholung Herz- und übrige Organfunktionen
19.4.2002	Entlassung, regelmäßige Kontrolle, deutliche klinische Besserung

Bei der *Arteriosklerose* rückt zunehmend die Bedeutung der Entzündung in den Vordergrund. Mittlerweile wird die Lipidakkumulation als ein Teilaspekt und die endotheliale Dysfunktion sowie die inflammatorische Reaktion als mindestens gleichbedeutend bewertet. Der arteriosklerotische Prozess wird vermutlich direkt durch virale Endothelschäden und indirekt durch die influenzaausgelöste systemische Infektion verstärkt [11]. In der arteriosklerotischen Plaque treffen die verschiedenen Faktoren zusammen und verstärken deren Destabilisierung. Als Folge der Infektion werden zirkulierende Gerinnungsfaktoren verändert und es kommt zu Thrombozytenaggregation; dadurch scheint auch die Mikrozirkulation am Myokard beeinträchtigt zu werden. In den Wänden arterieller Gefäße werden verstärkt Leukozyten aktiviert und Makrophagen infiltriert; zusätzlich wird die antiinflammatorische Wirkung des HDL-Cholesterins aufgehoben [12]. Insbesondere CRP führt zu einer direkten Schädigung der Endothelfunktion der Koronararterien. Die Folge ist eine Störung der kardiovaskulären Funktion bis hin zum plötzlichen Herztod. So ist bei Patienten mit CRP-Werten von >3 mg/l gegenüber jenen mit <1 mg/l das Risiko für Herzinfarkt um 70% und für Tod um 55% erhöht [13]. Auf der anderen Seite aktiviert eine systemische Entzündung sehr wahrscheinlich Makrophagen in den Plaques, die insbesondere im Schulterbereich exzentrischer Plaques lytische Enzyme freisetzen und damit die Ruptur der fibrösen Kappe verursachen. Allerdings muss es nicht so weit kommen, denn die arteriosklerosebedingten *Mikroinflammationen* lassen sich mit der Bestimmung des „humoralen Inflammationsstatus" (CRP + Fibrinogen) sowie der Werte für TNF-α, IL-6 und Monozyten-chemotaktisches Protein-1 (MCP-1) feststellen.

In der Beurteilung kardiovaskulärer Risiken durch Influenza hat sich glücklicherweise einiges verändert. So wird die ohnehin absolut sinnvolle Prophylaxemaßnahme *Grippeschutzimpfung* auch von Kardiologen für alle herzkranken Menschen empfohlen. Darüber hinaus wird die Impfung von der American Heart Association und dem American Congress of Cardiology zur Sekundärprophylaxe kardiovaskulärer Erkrankungen gleichberechtigt neben Antihypertensiva und Lipidsenkern empfohlen [14]. Mit den diagnostischen Möglichkeiten bieten sich uns sehr reale Chancen, therapeutisch gegenzusteuern. Bei kardialer Beteiligung sind körperliche Schonung, möglicherweise niedrig dosierte Betablocker oder ACE-Hemmer und selbstverständlich Primärprävention indiziert. Im Zusammenhang mit Influenza lassen sich bei arteriosklerosebedingten Mikroinflammationen die Werte für CRP und Fibrinogen durch frühen Neuraminidase-Hemmer-Einsatz nachweislich um die Hälfte reduzieren.

9.5.3 Kinder

Zum Spektrum der Komplikationen, die influenzakranke Kinder erleiden können, gehören Otitis media, progressive Pneumonien, Sinusitis, Laryngitis, Bronchitis, Meningitis, Schock und Fieberkrämpfe. Otitis media und Fieberkrämpfe sind mit 32 bzw. 20–50 % sehr häufige Komplikationen. Auch Pseudokrupp kommt mit 5–15 % relativ oft vor. Außerdem sind Exazerbationen eines Asthmas und einer zystischen Fibrose möglich. Schwere gastrointestinale Symptome können fälschlicherweise auf eine Appendizitis hindeuten. Diese „trockene" Aufzählung darf nicht darüber hinwegtäuschen, dass Kinder im besonderen Maße unter den verschiedenen Komplikationen leiden und lebenslange Folgen davontragen können. Außerdem kann es auch zu äußerst dramatischen Verläufen kommen, wie 2 Influenzafälle nach einer Schulskireise zeigen: Ein Junge starb plötzlich an einem Lungen- und Hirnödem und ein Mädchen an den Folgen eines fulminanten Infekts mit „bunter" Pneumonie, Schocklunge, Virusmyokarditis und akuter gelber Leberdystrophie. Gerade weil die Diagnose mitunter schwieriger als bei Erwachsenen ist, müssen wir uns Kindern bei Influenzaverdacht mit größter Aufmerksamkeit widmen.

Eine der sehr ernsten Komplikationen der Influenza im Kindesalter stellt das *Reye-Syndrom* dar. Dabei kommt es zu plötzlichem Erbrechen, Übelkeit und ZNS-Symptomen, etwa Konzentrationsstörungen, Desorientiertheit und/oder Zeichen einer Enzephalopathie. Zugleich tritt eine fettige Degeneration der Leber auf bis hin zum Leberversagen. In den meisten Fällen ist das Reye-Syndrom mit der Einnahme von Acetylsalicylsäure (ASS) assoziiert. Deshalb sind ASS-haltige Medikamente bei Kindern, die an Influenza erkrankt sind, kontraindiziert.

Im August 2007 traten in Australien während der Grippewelle bei Kindern mehr als doppelt so häufig Typ-1-Diabetes auf (ABC Science Online 14.8.2007). In der Kinderklinik von Sydney wurden 17 neue Diabetesfälle diagnostiziert, darunter waren 6 Patienten, die wegen einer Ketoazidose intensivmedizinisch versorgt werden mussten. Normalerweise wird in dieser Klinik im Winter bei insgesamt 6–7 Kindern Typ-1-Diabetes festgestellt, mit nur gelegentlich auftretender Ketoazidose. Eine ähnliche Diabeteszunahme zur gleichen Zeit wird aus der Stadt Newcastle gemeldet. Bisher ist bekannt, dass Enteroviren Diabetes auslösen können, Grippeviren standen bisher nicht in diesem Verdacht. Nun wird vermutet, dass auch Letztere für die Autoimmunreaktion gegen die Insulin produzierenden Zellen der Bauchspeicheldrüse verantwortlich sind. Entsprechende Untersuchungen wurden bereits initiiert.

Literatur

[1] Poehling KA et al. The underrecognized burden of influenza in young children. N Engl J Med 2006; 355: 31–40

[2] Skopnik H. Influenza – klinische Erfahrungen und Vorgehen bei Kindern und Säuglingen. Vortrag Frankfurt a. M. 2006

[3] Sprenger MJW et al. Risk factors for influenza mortality? Conference options for the control of influenza II. Excerpta Med 1993: 15–23

[4] RKI-Ratgeber Infektionskrankheiten – Merkblätter für Ärzte: Saisonale Influenza, neue (pandemische) Influenza A/H1N1, aviäre Influenza. Aktualisierte Fassung Oktober 2009

[5] Thompson W et al. Mortality associated with influenza and respiratory syncytial virus in the United States. JAMA 2003; 289: 179–186

[6] Logtenberg SJ et al. Disappearance of immunoglobulins in acute phase of influenza A infection (Case Report). Lancet 2006; 368: 1546

[7] Suttorp N. Neues zur unterschätzten Volkskrankheit „Ambulant erworbene Pneumonie" aus dem BMBF-geförderten Kompetenznetz CAPNETZ. Stellungnahme des Kompetenznetzes „Ambulant erworbene Pneumonie" (CAPNETZ) 2005

[8] Schaberg T. Pneumokokkenschutzimpfung. Pneumologie 2000; 54: 287–288

[9] Madjid M et al. Influenza epidemics and acute respiratory disease activity are associated with a surge in autopsy-confirmed coronary heart disease death: results from 8 years of autopsies in 34892 subjects. Eur Heart J 2007; 28: 1205–1210

[10] Warren-Gash et al. Influenza as a trigger for acute myocardial infarction or death from cardiovascular disease: a systematic review. Lancet Infetc Dis 2009; 9: 601–610

[11] Vogel GE et al. Influenza, Übersterblichkeit, Impfung, Arteriosklerose, humoraler Inflammationsstatus, Neuraminidasehemmer – ein zusammenhängender Weg. Infection 2003; 31 (Suppl. 1): 150

[12] Laufs U et al. Die Grippeimpfung: eine kosteneffiziente Prophylaxe der koronaren Herzkrankheit. Dtsch Arztebl 2005; 102: A2715 – 2719

[13] Elkind MS et al. High-sensitivity C-reactive protein predicts mortality but not stroke: the Northern Manhatten Study. Neurology 2009; 16: 1300 – 1307.

[14] Davis MM et al. Influenza vaccination as secondary prevention for cardiovascular disease: A science advisory from the American Heart Association/ American College of Cardiology. Circulation 2006; 114: 1549 – 1553

10 Prophylaxe

Vorsorge ist immer besser als Heilung! Bevor es zur diagnostischen Notwendigkeit kommt, muss es um Prävention gehen. K. H. Spitzy schrieb 1995: „In der Medizin entwickelt sich die Heilmedizin zur prophylaktischen hin und weiter zur Prädiktionsmedizin, der Feststellung der Anfälligkeit des Einzelnen für bestimmte Infektionen und andere Risikofaktoren" [1]. Wir befinden uns mitten in dieser Entwicklung, wie an der Entdeckung genetischer Prädispositionen z. B. für metabolische oder onkologische Erkrankungen erkennbar ist. Hinsichtlich Influenza kommen wir – hoffentlich – in eine alle Altersstufen umfassende prophylaktische Phase, denn in jeder Saison kann es grundsätzlich jeden und plötzlich treffen.

Der Fokus dieses Kapitels liegt auf dem Schutz vor saisonaler Influenza. Auf die Prophylaxe gegen das pandemische A/H1 hN1-2009-Virus wird im Kapitel 13 eingegangen.

10.1 Impfung

In der aktuellen Statistik meldepflichtiger Infektionskrankheiten übertrifft die Influenza die meisten anderen Erkrankungen um Faktor 100 – 1000; in den ersten 37 Wochen des Jahres 2009 wurden mehr als 44 000 Influenzafälle gemeldet [2]. Die hohe Zahl ist keine Zwangsläufigkeit, sondern auch ein Indiz für mangelnde Impfbereitschaft (s. u.). Und dass, obwohl mit der Grippeschutzimpfung ein Instrument zur Verfügung steht, das mit der Bezeichnung prophylaktisch realistisch charakterisiert ist. Die Impfung ist die effektivste Maßnahme, um virale Primärinfektionen und mögliche Komplikationen zu verhindern. Für den Superlativ gibt es genügend gute Belege, über die im Folgenden berichtet wird. Eingedenk des pathophysiologisch-klinischen, epidemiologischen und sozioökonomischen Hintergrunds ist Nichtimpfen keine rationale Alternative – auch eine „robuste Natur" schützt nicht vor Infektion und Komplikation.

10.1.1 Offizielle Empfehlungen und ihre Kritik

Zielgruppen der Impfung sind laut Empfehlungen der Ständigen Impfkommission am Robert Koch-Institut (STIKO):

- Personen über 60 Jahre
- Kinder, Jugendliche und Erwachsene mit erhöhter gesundheitlicher Gefährdung infolge eines Grundleidens (z.B. chronische Krankheiten der Atmungsorgane, Asthma, COPD), chronische Herz-Kreislauf-, Leber- und Nierenkrankheiten, Diabetes und andere Stoffwechselkrankheiten, multiple Sklerose mit durch Infektionen getriggerten Schüben
- Personen mit angeborenen oder erworbenen Immundefekten (T- und/oder B-zelluläre Restfunktion, HIV-Infektion)
- Bewohner von Alten- oder Pflegeheimen
- Personen mit erhöhter beruflicher Gefährdung, z.B. medizinisches Personal, Beschäftigte in Einrichtungen mit umfangreichem Publikumsverkehr sowie Personen, die als mögliche Infektionsquelle für von ihnen betreute ungeimpfte Risikopersonen fungieren können

Kinder sollten jährlich geimpft werden, wenn sie an folgenden Grunderkrankungen leiden:

- zystischer Fibrose, Diabetes mellitus
- chronischen Stoffwechselerkrankungen
- chronischen Herz- oder Nierenerkrankungen
- Immunsuppression (Therapiebedarf, z.B. bei HIV-Infektion)
- Sichelzellenanämie oder anderen Hämoglobinopathien

Zwar kann der STIKO-Katalog als Mindestempfehlung bewertet werden. Er ist vor allem aber zu kritisieren, weil dadurch bei Ärzten der falsche Eindruck entsteht, Influenza sei eine Krankheit, die auf Alte und chronisch Kranke konzentriert ist. Es stellt sich deshalb ernsthaft die Frage, wann diese Einschränkungen endlich aufgegeben werden. Denn

- jedes Jahr erkranken und sterben auch viele gesunde Menschen unter 60 Jahren. In den USA haben ca. 17 % der 50–64-Jährigen grippeähnliche Erkrankungen (Influenza-like Illness, ILI) während der Grippesaison [3]. Die große Mehrheit von ihnen wäre geimpft vor Grippe geschützt, das von ihnen ausgehende Ansteckungsrisiko und ökonomische Belastungen durch Therapie und Arbeitsausfall gesenkt. Auch für Schwangere und den Fetus ist die präventive Impfung sicher und bietet Schutz, besonders wenn der Geburtstermin in der Influenzasaison liegt, denn die spezifischen Influenzaantikörper können vorgeburtlich auf das Kind übertragen werden [4].

- jeder Influenzakranke ist ein Risikopatient für Komplikationen – jeder Fünfte ist tatsächlich davon betroffen.
- 5–9-jährige Kinder erkranken am häufigsten, unter 2 Lebensjahren sind sie im gleichen Umfang wie ältere Patienten von schwerer Morbidität und Mortalität betroffen – wir können einen Großteil dieser Kinder schützen. Säuglinge ab einem Alter von 6 Monaten sollten auch geimpft werden, weil dann mütterliche Antikörper abgebaut sind. In dieser Lebensphase sind Erkrankungsfälle ab dem 7. Monat am häufigsten [5]. Mit einem lokalanästhetischen Pflaster kann den Kindern gut die Angst vor der Spritze genommen werden.
- Reisenden in tropische Länder sollte die Impfung empfohlen werden, da dort zirkulieren Influenzaviren das ganze Jahr. Zu beachten ist, dass sich die Impfstoffzusammensetzung unterscheiden kann.
- in einem Interview mit der Frankfurter Allgemeinen Sonntagszeitung vom 5. 11. 2006 machte Peter Palese von der Mount Sinai Medical School, New York, auf Folgendes aufmerksam: „Wenn wir jedes Jahr nicht nur ein Viertel, sondern die ganze Bevölkerung impfen würden, dann hätten wir eine medizinische Infrastruktur, die uns auf eine Pandemie ausreichend vorbereitet." Das entspricht unserer Überzeugung: Damit alle Maßnahmen schnell und reibungslos greifen, wie es im Pandemiefall nötig wäre, müssen Ärzte und Patienten schon bei den jährlichen Grippeepidemien umfassende Prophylaxe und selbstverständlich schnelle Diagnose und Therapie in ausreichendem Maße trainieren. Davon sind wir im 2009, dem Jahr der ersten Pandemie seit 40 Jahren, aus verschiedenen, auch gesundheitspolitischen bzw. gesundheitswirtschaftlichen Gründen weit entfernt.

Für die Erweiterung des Personenkreises, der saisonalen Grippeschutz erhalten sollte, und damit für eine umfassende Prophylaxe spricht eine Fülle gut belegter Argumente, medizinische, epidemiologische und gesundheitsökonomische. Es wäre ein wichtiges Signal, die Empfehlungen der STIKO entsprechend zu verändern. Unsere bereits seit Jahren geäußerte Ansicht wurde jüngst von der Deutschen Vereinigung zur Bekämpfung der Viruskrankheiten (DVV) in Teilen bekräftigt: Grippeschutz für die Altersgruppen 6 Monate bis 18 Jahre sowie über 50 Jahre. Abgesehen vom tatsächlich bestehenden Risiko für schwere Krankheitsverläufe – ca. 30 % der 50–60-Jährigen haben chronische Grundleiden – hätten erweiterte Impfempfehlungen einen wichtigen psychologischen Effekt, der die mangelnde Akzeptanz verbessern könnte. Da sich viele der Betroffenen nicht zu den „Älteren" zählen, besteht kein Risikobewusstsein.

10.1.2 Akzeptanz

„Impfmüdigkeit – Folge eines trügerischen Gefühls der Sicherheit", „Tödliche Gefahr durch Impfmüdigkeit", „Warum Impfmüdigkeit gefährlich sein kann" – die Reihe von Überschriften aus der Fach- und Publikumspresse oder von TV- und Hörfunkbeiträgen ließe sich fast beliebig fortsetzen. Das Phänomen der mangelnden Bereitschaft, sich gegen Infektionskrankheiten (schutz-) impfen zu lassen, besteht nun wirklich seit vielen Jahren und wahrscheinlich wird es auch in Zukunft hartnäckige Impfgegner geben. Ein Indiz dafür ist, dass Impfkritiker weitaus häufiger ideologisch denn wissenschaftlich argumentieren. Bei den Menschen, die wir in unseren Praxen beraten und betreuen, scheinen viele Vorurteile fest verankert zu sein. Aussagen, die wiederholt zu hören sind, sind z.B.:

- Die Impfung ist nicht wirksam.
- Durch Impfung wird man erst krank.
- Bei guter Gesundheit ist eine Influenza nicht so schwer.
- Infektion trainiert die Immunabwehr.
- Natürliche Infektion ergibt bessere Immunität.

Selbst vom medizinischen Personal werden Argumente dieser Qualität genannt. In einer Umfrage in einem Universitätsklinikum gab es sogar die Antworten, dass Influenza keine schwerwiegende Erkrankung sei oder die Impfung selbst die Infektion auslösen könne [6]. Wegen dieser nicht rationalen Perspektive hilft es niemandem, den Zustand der „Impfmüdigkeit" zu beklagen. Vielmehr müssen und können wir mit wissenschaftlich gut belegten Fakten unsere Patienten für die Schutzimpfung motivieren. In den 25 Ländern der Europäischen Union sind 17,4% der Gesamtbevölkerung gegen Grippe geimpft; das entspricht einem Anteil in der als Risikopersonen eingestuften Bevölkerung (die am meisten von der Impfung profitieren könnten) von 35,4% [7]. In Deutschland lassen sich 56% der über 60-Jährigen impfen, jedoch nur 28% der chronisch Kranken. Beim medizinischen Personal sieht die Situation noch schlechter aus: In der Saison 2006/2007 lag die Impfrate bei 20% und 2007/2008 bei 23% [8]. Hier werden auch international nur Impfraten von 50% erreicht. Insgesamt ist man vom Ziel der WHO noch weit entfernt: 2010 sollen alle Risikopersonen gegen Influenza geimpft sein.

10.1.3 Wirksamkeit und Nutzen

Mit der Injektion der weltweit am häufigsten eingesetzten inaktivierten Spaltimpfstoffe wird vor allem die humorale Immunantwort (B-Zell-Reaktionskette in den Lymphknoten, vgl. 5.2 Adaptive bzw. spezifische Immunabwehr) und in sehr geringem Ausmaß die zelluläre induziert, wodurch keine komplette und dauerhafte Immunität entstehen kann. Der Körper braucht etwa 10–14 Tage, um diesen Immunschutz aufzubauen, der dann für 3–6 Monate besteht. Die Zeit reicht allerdings meist für die Dauer einer Influenzasaison aus. Entscheidend ist der richtige jährliche Impfzeitpunkt, der so nah wie möglich an der Phase der höchsten Epidemieintensität liegen sollte. Das Robert Koch-Institut und das Paul-Ehrlich-Institut empfehlen Oktober und November als Impfmonate. Nach unseren Erfahrungen ist für die Erreichung des bestmöglichen Impfschutzes allgemein der Zeitraum November bis Anfang Dezember sehr gut geeignet. Doch wegen des frühen Beginns der Saison 2008/2009 haben wir mit der Impfung für 2009/2010 bereits im Oktober begonnen.

Influenzaimpfstoffe werden in Europa von der europäischen Arzneimittelbehörde (EMEA) zugelassen, wenn sie bestimmte serologische Anforderungen erfüllen (Tab. 10.**1**). Die heutigen Impfstoffe enthalten die viralen Oberflächenantigene Hämagglutinin und Neuraminidase. Entscheidend für den Impfschutz vor Infektion ist die im Serum erreichte Zahl der Antikörper gegen das HA: Je höher der Antikörpertiter, desto geringer ist das Infektionsrisiko. Mit einem HA-Hemmtest können die Titer festgestellt werden. Der Prozess der Antigen-Drift sorgt innerhalb der Subtypen für immer neue Varianten der HA- und NA-codierenden Gene. Je größer der genetische Abstand zwischen den Varianten ist, desto geringer ist die Wahrscheinlichkeit, dass der vorhandene Impfstoff noch wirkt. Deswegen wird jährlich von der WHO ermittelt und im Februar festgelegt, welche 3 Impfstämme für den kommenden Winter zur neuen Vakzine zusammengesetzt werden.

Obwohl die Wirksamkeit der Impfstoffe noch verbessert werden kann, gilt: Die Impfprophylaxe ist die wirksamste und kostengünstigste vorbeugen-

Tabelle 10.**1** Wirksamkeitskriterien der EMEA für Influenzaimpfstoffe.

Serokonversion	> 4-facher Titeranstieg bei > 40 % der Geimpften
und/oder Seroprotektion	Titer mindestens 1 : 40 bei > 70 % der Geimpften
und/oder Geometric Mean Titer (GMT)	> 2,5-facher Anstieg

de Maßnahme gegen Influenza! Wenn die Impfviren gut mit den zirkulierenden Viren der aktuellen Saison übereinstimmen, schützt die Vakzination gesunde Personen unter 65 Jahren zu 70–90 % vor einer Erkrankung [5]. Wird die Grippeschutzimpfung jährlich wiederholt, reduzieren sich bei gesunden Personen zwischen 18 und 64 Jahren gegenüber Ungeimpften Arztbesuche um 42 %, Erkrankungen der oberen Atemwege um 34 % und Arbeitsunfähigkeitstage um 32 %[9].

Bei älteren Menschen sind die Immunreagibilität und auch Impfantworten verringert, da u. a. weniger B-Lymphozyten gebildet werden und zirkulieren und die Antigenpräsentation herabgesetzt sind. Der Schutzeffekt stellt sich zwar nur bei 50 % der *über 65-Jährigen* ein [10], sie haben aber im Erkrankungsfall ein deutlich geringeres Risiko für Sekundärinfektionen und Hospitalisierung sowie gegenüber ungeimpften Personen eine geringere Gesamtsterblichkeit. Ältere Patienten mit chronischen Lungenerkrankungen haben ein besonders hohes Risiko für influenzabedingte Komplikationen. Im Vergleich zu nicht geimpften Patienten verringerte sich bei ihnen durch den Impfschutz die Zahl der Krankenhauseinweisungen wegen influenzabedingter Pneumonie um 52 % und das Mortalitätsrisiko um 70 % (Abb. 10.**1**) [11]. In den Niederlanden ergab die Erhöhung der Durchimpfungsrate in der älteren Bevölkerung von < 50 % auf > 80 % eine Reduktion influenzabedingter Todesfälle um 20–50 % bei den über 65- bis unter 70-Jährigen [12]. Auch wenn ca. 70-jährige Erwachsene wegen einer ambulant erworbenen Pneumonie ins

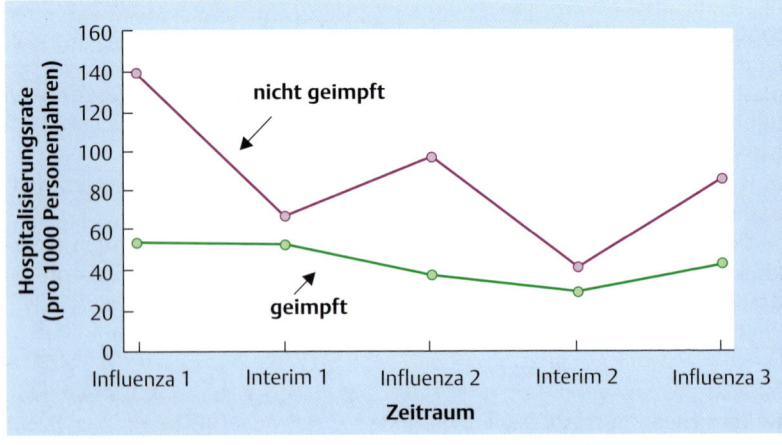

Abb. 10.**1** Die Influenzaimpfung senkt die Hospitalisierungsrate hinsichtlich Influenza und Pneumonien (Quelle: [9]).

Krankenhaus müssen, ist ihr Sterberisiko um 70% geringer, wenn sie zuvor gegen Grippe geimpft worden sind [13]. In Zusammenhang mit dem reduzierten Impfschutz bei alten Menschen sind 2 Aspekte wichtig, die vor allem in Pflegeheimen zu beachten sind: 1. Besonders sorgsame Wahl des Impfzeitpunkts, um den maximal möglichen Schutzeffekt zu erzielen und 2. der Ernährungszustand. Mit dem nachlassenden Appetit auf fleischhaltige Kost entsteht eine Unterversorgung an Eiweißen, Zink und Eisen, die zur verminderten Immunreaktion beitragen können.

Gerade für Bewohner von Altenpflegeheime ist es entscheidend, mitunter lebenswichtig, dass sich das Personal gegen Influenza impfen lässt. Sind nur 50% der dort Arbeitenden mit Kontakt zu den Pflegebedürftigen durch Impfung geschützt, sinken bei den Bewohnern die Häufigkeiten für grippale Infekte, Arztkonsultationen, Krankenhauseinweisungen und Sterblichkeit deutlich [14].

Die US-amerikanische Empfehlung, Impfungen gegen Influenza als *Sekundärprophylaxe kardiovaskulärer Erkrankungen* einzusetzen, ist außerordentlich wichtig (s. 9.5.2 Komplikationen des Herz-Kreislauf-Systems). Entsprechend der American Heart Association und des American College of Cardiology sollen Ärzte ihren Patienten mit kardiovaskulären Erkrankungen dringend zur Influenzaimpfung raten [15]. Herz-Kreislauf-Krankheiten einschließlich Arteriosklerose sind Volkskrankheiten und deren Risikoverstärkung durch Influenza mehrfach belegt. Deswegen sollte sich auch in Deutschland die Grippeimpfung für alle Herz-Kreislauf-Patienten etablieren und auch in den kardiologischen Arztpraxen empfohlen werden. Unterstützt wird dieses Anliegen u. a. durch eine prospektive Studie (Flu Vaccination Acute Coronary Syndromes Study, FLUVACS) [16]. Insgesamt 301 Patienten mit akutem Myokardinfarkt bzw. stabiler koronarer Herzkrankheit und Indikation zur Angioplastie wurden zusätzlich zur medikamentösen Standardtherapie in Gruppen mit bzw. ohne Grippeimpfung randomisiert. Nach einem Jahr starben wegen kardiovaskulärer Ursache (primärer Endpunkt) 17% der Patienten ohne Impfung, aber nur 6% der Geimpften. Insgesamt kann die Impfung gegen Influenza das Risiko für Herzinfarkt senken [17].

Der *Grippeschutz bei Kindern* hat besondere Bedeutung. So wurden Kleinkinder bis zu 4 Jahren z. B. in der Grippesaison 2008/2009 besonders oft ins Krankenhaus eingewiesen (nach den über 60-Jährigen am zweithäufigsten). Zudem haben sie wegen der hohen Inzidenz sehr großen Anteil an der Ausbreitung. Nicht geimpft sind sie während der Influenzasaison in Gemeinschaftseinrichtungen hoher Ansteckungsgefahr ausgesetzt und können dann weitere enge Kontaktpersonen, besonders die Familie infizieren. Der Effekt der Grippeschutzimpfung bei Kindern zeigte sich hinsichtlich Mortalität sehr drastisch in Japan, als während eines von 1962 bis 1987 laufenden Impfprogramms fast alle Schulkinder des Landes geimpft wurden. Dadurch konnten pro Jahr 37 000 – 49 000 Todesfälle vermieden werden. Nach dem Ende des staatlichen Programms stieg die Rate der Exzessmortalität gleich wieder an [18]. Kinder zwischen 6 Monaten und 12 Jahren sind nach 1-maliger Impfung zu etwa 80 % und nach 2-maliger Impfung zu knapp 100 % vor Erkrankung geschützt [19].

Werden bereits Frauen während der Schwangerschaft geimpft, sinkt bei den geborenen Kindern bis zum Alter von 6 Monaten die Häufigkeit nachgewiesener Influenzainfektionen um 63 %. Außerdem hatten sie weniger fieberhafte Atemwegsinfektionen und seltener zusätzliche Krankenhausaufenthalte [20].

Die Grippeschutzimpfung ist gut verträglich. Gelegentliche Nebenwirkungen sind leichte Rötung, Schwellung oder Druckempfindlichkeit an der Injektionsstelle. Erkrankungen mit Fieber, Müdigkeit, Kopf-, Glieder- bzw. Muskelschmerzen verlaufen mild und sind selten. Kontraindikation ist eine bekannte allergische Reaktion auf Hühnereiweiß. Wie erwähnt bietet die Impfung keinen 100-prozentigen Schutz vor einer Grippe, in jedem Fall mindert sie aber die Stärke der Beschwerden. Ein Schutz vor anderen Erkältungskrankheiten besteht nicht. Es existieren verschiedene Belege, dass die saisonale Impfung einen gewissen Schutz vor Infektionen mit dem pandemischen Virus A/H1N1-2009 bietet, worauf in Kapitel 13 näher eingegangen wird.

10.1.4 Impfstoffarten im Überblick

Beim Bundesamt für Sera und Impfstoffe (Paul-Ehrlich-Institut) sind aktuell (November 2009) 20 Grippevakzinen zugelassen, die zum Teil schon die aktuellen Verbesserungen der Impfstoffformulierung in Richtung höherer Immunschutz und weiter verringerter Nebenwirkungen reflektieren. So kann beispielsweise heute auf Zusatzstoffe wie Konservierungsmittel, Stabilisatoren oder quecksilberhaltige Verbindungen verzichtet werden.

Spaltimpfstoffe enthalten wie Subunit-Impfstoffe die Oberflächenantigene, gegenüber Letzteren aber zusätzlich auch alle virusspezifischen Proteine wie Matrix- und Nukleoproteine. Dadurch ist neben der humoralen zumindest auch eine geringe zelluläre Immunantwort möglich. Die bisher im Herstellungsprozess übliche Vermehrung der benötigten Influenzaviren in embryonierten Hühnereiern konnte trotz intensiver Reinigung minimale Restmengen an Ovalbumin nicht ausschließen, was die Kontraindikation Hühnereiweißallergie nötig machte. Mittlerweile gehen immer mehr Hersteller zur Virenvermehrung in Zellkulturen über. Das bietet mehrere Vorteile: Bei stark steigendem Bedarf ist man nicht auf die Verfügbarkeit von Hühnereiern an-

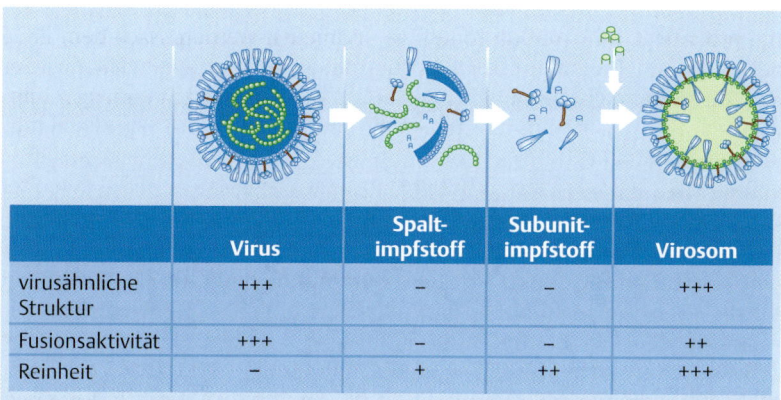

	Virus	**Spalt- impfstoff**	**Subunit- impfstoff**	**Virosom**
virusähnliche Struktur	+++	–	–	+++
Fusionsaktivität	+++	–	–	++
Reinheit	–	+	++	+++

Abb. 10.**2**   Schema der verschiedenen Impfstofftypen im Vergleich zum nativen Virus (modifiziert nach Berna, Der Allgemeinarzt 16/2005).

gewiesen und die Produktion in Zellkultursystemen kann schneller erhöht werden. Außerdem besteht eine größere Sicherheit gegenüber der Verunreinigung mit Proteinen oder bakteriellen Bestandteilen sowie Mutationen, die die Oberflächenantigene betreffen. Damit verringern sich Schwankungen in der Schutzwirkung. Mit den automatisierten und sterileren Bedingungen der Zellkultursysteme wird die Verträglichkeit des Impfstoffs weiter gesteigert, weil neben sonst nötigen Reinigungs- und Sterilisationsmaßnahmen auch keine Antibiotika und Konservierungsmittel zugegeben werden müssen. Die erreichbaren Antigenmengen entsprechen denen der Hühnereitechnik.

In den letzten Jahren wurde die Wirksamkeit der Spaltimpfstoffe auch durch Substanzen erhöht, die eine stärkere Immunantwort induzieren und beim Impfstoff gegen die jetzige pandemische Influenza kontrovers diskutiert werden. Bei saisonalen Impfstoffen bewirkt beispielsweise ein Adjuvans aus einer Öl-Squalen-in-Wasser-Emulsion (MF59), dass Makrophagen verstärkt virusspezifische Antigene präsentieren und höhere Antikörpertiter entstehen. Allerdings muss auf quantitativ erhöhte leichte lokale Reaktionen hingewiesen werden.

Die Entwicklung der Virosomen bedeutete einen weiteren Fortschritt für Verträglichkeit und Wirksamkeit. Zwar werden auch sie in der Liste des Bundesamts für Sera und Impfstoffe unter Spaltimpfstoffe geführt, haben aber im Unterschied zu diesen keine Matrix- und Nukleoproteine (Abb. 10.**2**). An der Oberfläche einer leeren Hülle, die aus einer Liposomenmembran gebildet wird, befinden sich die Antigene HA und NA. Damit ähneln die Virosomen dem nativen Virus und lösen eine ausgeprägte Immunantwort aus, die der früherer Ganzvirusvakzinen entspricht. Die Zelle wird nicht infiziert, aber die Rezeptorbindung und die Fusionierung mit der Wirtszelle bleiben bestehen. Die Impfung mit Virosomen ergibt eine balancierte humorale *und* zelluläre Immunantwort sowie verbesserte Verträglichkeit. Bei mehr als 5570 Vakzinationen in den Jahren 2005 bis November 2009 haben wir in unserer Praxis mit dem virosomalen Impfstoff sehr gute Erfahrungen gemacht, es ist keine einzige Nebenwirkung aufgetreten. Die adjuvantierten Impfstoffe sind besonders für Personen ab 65 Jahren geeignet und teilweise auch nur für diese Altersgruppe zugelassen. Virosomale Impfstoffe hingegen eignen sich gut für alle Altersgruppen und sind für Kinder bereits ab dem 6. Lebensmonat zugelassen.

Eine weitere Neuentwicklung ist die intradermale Applikation des Impfstoffs. Die beobachtete Steigerung der Immunantwort im Vergleich zur intramuskulären Injektion wird auf die zahlreich in der Dermis vorhandenen dendritischen Zellen zurückgeführt. Davon sollen vor allem Patienten über 60 Jahre profitieren. Zwar ist der intradermale Impfstoff Anfang 2009 von EMEA zugelassen worden, doch wird er voraussichtlich erst zur Saison 2010/2011 zur Verfügung stehen.

Die Zeit für die Impfstoffherstellung kann je nach Herstellungsverfahren 3–6 Monate beanspruchen. Sollten sich nach Bekanntgabe der aktuellen Impfstoffzusammensetzung zirkulierende Viren verändern, ist für die anstehende Influenzasaison kein ausreichender Impfschutz möglich. Einer der möglichen Auswege aus diesem Dilemma könnten Untereinheiten des Hämagglutinins sein, denn gegen HA gerichtete Antikörper sind ein Signal der Schutzwirkung [21]. Die Produktion rekombinanter HA-Einheiten ist vergleichsweise einfach, benötigt wenig Zeit und die Vermehrung in Hühnereiern entfällt.

10.2 Antivirale Medikamente in der Vorbeugung

Zur Chemoprophylaxe mit antiviralen Medikamenten sind in Deutschland Amantadin, Oseltamivir und seit Anfang 2007 auch Zanamivir zugelassen. Amantadin ist nur gegen Influenza-A-Viren einsetzbar, führt relativ schnell zu Resistenzen und bei 10 % der Patienten zu Nebenwirkungen. Rimantadin, ein Amantadinderivat, ist mit dem Amantadin weitestgehend vergleichbar, dabei aber weniger toxisch. Die Neuraminidase-Hemmer stehen vor allem wegen ihrer Wirksamkeit gegen Influenza-A- und -B-Viren, auf die im Kapitel Therapie ausführlich eingegangen wird, im Zentrum des Interesses. Auch sie sind keine Alternative zur Schutzimpfung, aber eine wirkungsvolle Ergänzung. Denn in verschiedenen Situationen ist ein Impfschutz nicht möglich bzw. nicht in der gebotenen Zeit zu erzielen, ein Beispiel wurde oben bereits genannt.

Die Gabe der Neuraminidase-Hemmer ist als *saisonale Prophylaxe* indiziert, wenn zirkulierende Viren und Impfstämme nicht übereinstimmen bzw. neue Subtypen auftreten (Pandemie). Sie ist auch dann gerechtfertigt, wenn die Impfung abgelehnt wird oder z. B. wegen einer Hühnereiweißallergie nicht möglich ist und wenn das Alter oder der Immunstatus des Patienten einen ausreichenden Impfschutz verhindert.

Plötzliche Ausbrüche in Alten- oder Pflegeheimen trotz rechtzeitiger Grippeimpfung sind Situationen, die gewissermaßen zwischen saisonaler und Postexpositionsprophylaxe liegen. Sie erfordern eine aktive Surveillance vor Ort und die Schnelldiagnostik zur sofortigen Feststellung, ob es sich um Influenzaviren handelt [22]. Mit den Befunden dieser „Point of Care"-Tests kann die frühe Intervention mit Neuraminidase-Hemmern eingeleitet werden. Gleichzeitig sollte geprüft werden, ob bei weiteren Bewohnern oder Pflegebedürftigen die Wahrscheinlichkeit mangelnden Impfschutzes gegeben und somit die antivirale Vorbeugung angezeigt ist. Ebenfalls vorbeugend sollten sämtliche Personen, die Kontakt zu den Grippeerkrankten hatten, ohne Aufschub antiviral behandelt werden.

Die *Postexpositionsprophylaxe* ist sehr sinnvoll, wenn ungeimpfte Personen innerhalb von 48 Stunden nach engem Kontakt mit Grippeerkrankten die Medikamente einnehmen. Dann kann die Wirksamkeit 80–90 % erreichen [23]. Dieser Effekt konnte durch eine Studie bestätigt werden [24], in der die prophylaktische Wirkung bei exponierten Personen 75 % (Zanamivir) und 81 % (Oseltamivir) erreichte. In der gleichen Untersuchung ging es auch um die Ansteckung weiterer Familienmitglieder. Ist der Indexpatient mit Oseltamivir behandelt worden, sank die Rate weiterer Erkrankungen um 80 %, bei der Gabe von Zanamivir um 19 %. Einschränkend wird von den Autoren auf die hierfür vorliegenden geringen Fallzahlen hingewiesen. Die große Differenz zwischen beiden Medikamenten wird in der unterschiedlichen Applikationsform und der daraus resultierenden Verfügbarkeit im Körper gesehen. Zanamivir muss inhaliert werden, wodurch hohe Konzentrationen in den Atemwegen, aber nicht darüber hinaus entstehen. Für die Postexpositionsprophylaxe darf es bei Kindern ab 5 Jahren und Erwachsenen eingesetzt werden. Dagegen ist das oral eingenommene und gleichmäßig im Körper verteilte Oseltamivir bei der saisonalen Influenza bei Erwachsenen und ab einem Alter von 1 Jahr indiziert, im Pandemiefall auch bei Säuglingen jünger als 1 Jahr.

10.3 Hygiene

Max von Pettenkofer hat im 19. Jahrhundert gegen viele Widerstände Hygiene als eigenständigen Bereich der Medizin etabliert. Ganz im Stil seiner Zeit hat er dazu ein Gedicht verfasst, das nicht nur die damalige Situation charakterisiert:

Die Kunst zu heilen kann viel Leiden lindern,
doch schön ist auch die Kunst, die es versteht,
die Leiden im Entstehen schon zu hindern.
Was man von Gott und Heil'gen sonst erfleht
als Pest- und des schwarzen Todes Überwindern,
das nimmt nun Hygiene ins Gebet.
Sie strebt der Übel Wurzeln auszurotten
und geht dabei ans Werk trotz Zweifelei und Spotten.

Tatsächlich ist mangelnde Hygiene ein gegenwärtiges Problem, dass vor allem durch Unwissenheit und/oder Zeitmangel und/oder Nachlässigkeit aufrechterhalten und verstärkt wird. Stichwort nosokomiale Infektionen: Klaus-Dieter Zastrow (Hygieniker und Umweltmediziner, Vivantes Klinikum Berlin-Spandau) hat gesagt, dass in den vergangenen Jahren keine neuen MRSA-Stämme vom Himmel gefallen seien, sondern bereits vorhandene multiresistente Keime durch hygienischen Schlendrian verbreitet worden seien (Der Spiegel 9/2007).

Hygiene als bedeutender Beitrag zur Prophylaxe der Influenza wird wahrscheinlich ebenso unterschätzt wie die Infektionskrankheit selbst. Wenn man aber an die Tröpfchen- und Kontaktübertragung, an die Virenmenge in einem Aerosolstoß durch Niesen oder Husten und an die Überlebensdauer der Viren in der Umwelt denkt, wird sehr deutlich, dass alltäglicher hygienischer Schutz Ansteckung und Übertragung erheblich eindämmen kann. Mit folgenden Maßnahmen kann jeder Arzt und jeder Patient beitragen, die Ausbreitung der Infektion im eigenen Umfeld wirkungsvoll zu begrenzen.

- Der Kontakt mit Influenzakranken sollte auf die Pflege des Erkrankten beschränkt werden. Es ist auch besser, wenn Immungeschwächte, Menschen mit chronischen Erkrankungen, alte Menschen und Kinder in dieser Zeit möglichst keinen Kontakt zum Erkrankten haben.
- Beim Niesen und Husten immer ein Taschentuch vor Nase und Mund halten und möglichst vermeiden, angeniest oder angehustet zu werden. Taschentücher nach Gebrauch sofort wegwerfen und die Hände gründlich waschen.
- Nicht mit der Hand Nase, Mund und Augen berühren. Hände haben mit ihren Linien und Falten eine sehr große Oberfläche – zum Vergleich: Auf einer Nadelspitze finden 50 000 Viren Platz. Da kontaminierte Hände Viren

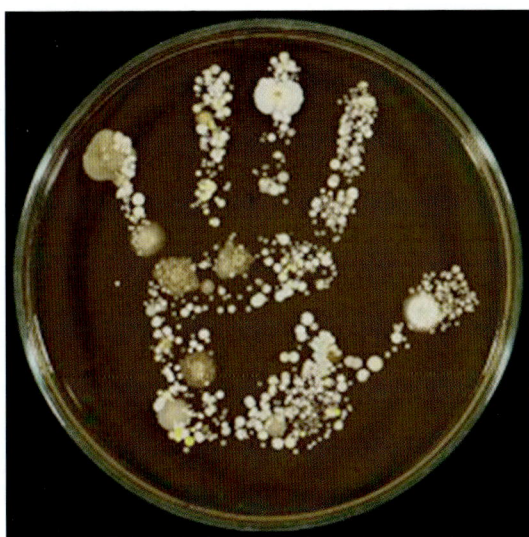

Abb. 10.**3**   Abdruck einer ungewaschenen Hand auf Nährmedium mit wachsenden Erregerkulturen (Quelle: RKI).

sehr leicht übertragen können, sollte auch auf das Händegeben verzichtet werden.

■ Hände häufig und gründlich mit Seife waschen und anschließend mit einem sauberen, trockenen Handtuch abtrocknen. Händewaschen ist die effektivste persönliche Hygiene und zur Vermeidung der Ausbreitung der Influenza besonders wichtig (Abb. 10.**3**). Damit werden etwa 90 % der 200 Millionen auf Händen zu findenden Keime beseitigt.
■ Räume müssen regelmäßig gut gelüftet werden.
■ Grippekranke sollten persönliche Handtücher, Waschlappen usw. auf jeden Fall nur für sich allein benutzen, am besten sind in dieser Zeit Einmalhandtücher.

10.4   Die Rolle des Hausarztes

Die Bedeutung des Hausarztes wird beim Thema Prophylaxe besonders deutlich. Er hat den größten Einfluss auf die Impfbereitschaft seiner Patienten und damit auf die nötige Erhöhung der Durchimpfungsrate. 93 % aller Grippeimpfungen werden in Hausarztpraxen vorgenommen [5]. Gefragt nach den Gründen, die allgemein für die Impfung sprechen, geben > 70 % der Interviewten die „Empfehlung durch Hausarzt oder Praxisschwester" an. Wurde nach der

Motivation, sich selbst impfen zu lassen, gefragt, gaben 66 % wieder „die Empfehlung des Hausarztes bzw. der Praxisschwester" an. Umgekehrt waren gut 36 % der Befragten nur deshalb nicht geimpft, weil es ihnen vom Hausarzt nicht empfohlen wurde.

Diese Voraussetzungen sollten wir im Interesse unserer Patienten unbedingt nutzen und sie für alle Aspekte der Vorbeugung, an erster Stelle Impfung, motivieren. Dazu gehören glaubwürdige und verständliche Informationen über die Erkrankung insgesamt. In „Die Idee des Arztes" hat Karl Jaspers geschrieben: „In Einmütigkeit mit dem Patienten hilft er auf Grund naturwissenschaftlich begründeten Könnens" und „Der vernünftige Mensch will und kann begreifen und dementsprechend sich verhalten, wenn der Sachverständige ihn informiert" [25]. Mit konsequenter Empfehlung haben wir die Impfquote unserer Patienten über die Jahre von 15 % auf 85 % gesteigert. Im Herbst 2009 war bei ihnen das Interesse, sich gegen saisonale Influenza impfen zu lassen, verstärkt, weil die Diskussionen um den pandemischen Impfschutz zur intensiveren Auseinandersetzung mit dem Thema Grippe insgesamt veranlasst.

Ein unterschätztes Problem ist der „Freitagspatient". Der folgende, vom Robert Koch-Institut 2008 berichtete Fall ist in seiner Dramatik hoffentlich selten, zeigt aber sehr deutlich, dass Grippe und „Zuwarten" sich ausschließen: Ein nicht geimpfter 18-Jähriger erkrankt am Freitag an einer schweren fiebrigen Tracheobronchitis, am Sonntag muss er notärztlich reanimiert und mit Hämoptyse ins Krankenhaus eingewiesen werden, wo der junge Mann am selben Tag verstirbt. Die Erregertypisierung ergab eine A/H3N2-Infektion und in der Obduktion wurde eine hämorrhagische Pneumonie mit beidseits blutigen Pleuraergüssen festgestellt. Schnelltest, Neuraminidase-Inhibitor, humoraler Inflammationsstatus, Reserveantibiotikum – als primärversorgende Ärzte haben wir die Chance, das Geschehen frühzeitig und entscheidend zu beeinflussen und solchen Verläufen vorzubeugen. Es entspricht der ärztlichen Verantwortung und ist unser dringender Appell, bei Grippe unmittelbar zu handeln, nach Möglichkeit auch den Patienten am Wochenende nicht warten zu lassen. Und es liegt in der Verantwortung der Politik, hierfür die wirtschaftlichen Voraussetzungen zu schaffen.

Literatur

[1] Spitzy KH. Einfluss großer Seuchen auf das Kulturbewusstsein. Wien Med Wschr 1995; 145: 627 – 632
[2] Epidemiologisches Bulletin, Nr. 37, S. 376, 14.9.2009
[3] Nichol KL et al. Burden of influenza-like illness and effectiveness of influenza vaccination among working adults aged 50 – 64 years. Clin Infect Dis 2009; 48: 292 – 298
[4] Puck JM et al. Protection of infants from infection with influenza A virus by transplacentally acquired antibody. J Infect Dis 1980; 142: 844 – 849
[5] Wutzler P. Influenza-Schutzimpfung – Wo steht Deutschland? Dtsch Med Wochschr 2006; 131: 453 – 457
[6] Wicker S et al. Impfung gegen klassische Influenza bei medizinischem Personal. Dtsch Arztebl Int 2009; 106: 567 – 572
[7] Ryan J et al. Establishing the health economic impact of influenza vaccination within the European Union 25 countries. Vaccine 2006; 24: 6812 – 6822
[8] Ärzte Zeitung 16.7.2009: Chronisch Kranke kaum grippegeimpft.
[9] Nichol KL et al. Effectiveness of influenza vaccine in the community-dwelling elderly. N Engl J Med 2007; 357: 1373 – 1381
[10] Schaberg T. Prävention von Infektionen des unteren Respirationstraktes bei Erwachsenen. Pneumologie 2005; 59: 248 – 263
[11] Nichol KL et al. Relation between influenza vaccination and outpatient visits, hospitalization, and mortality in elderly persons with chronic lung disease. Ann Intern Med 1999; 130: 397 – 403
[12] Nichol KL. In "Do flu vaccines really protect the elderly?". NewScientist. com news service, 1.7.2007
[13] Spaude KA et al. Influenza vaccination and risk of mortality among adults hospitalized with community-acquired pneumonia. Arch Intern Med 2007; 167: 53 – 59
[14] Hayward AC. Effectiveness of an influenza vaccine programme for care home staff to prevent death, morbidity, and health service use among residents: cluster randomised controlled trial. BMJ. 2006; 333: 1241
[15] Davis MM et al. Influenza Vaccination as Secondary Prevention for Cardiovascular Disease. A Science Advisory From the American Heart Association/American College of Cardiology. Circulation 2006; 114: 1549 – 53
[16] Gurfinkel EP et al. Flu vaccination in acute coronary syndromes and planned percutaneous coronary interventions (FLUVACS) Study One-year follow-up. Eur Heart J 2004; 25: 25 – 31

[17] Warren-Gash et al. Influenza as a trigger for acute myocardial infarction or death from cardiovascular disease: a systematic review. Lancet Infect Dis 2009; 9: 601–610

[18] Reichert TA et al. The Japanese experience with vaccinating schoolchildren against influenza. N Engl J Med 2001; 344: 889–896

[19] Schmitt-Grohé S et al. Verträglichkeit einer Influenza-Spalt-Vakzine bei Kindern. Kli Padiatr 2001; 213: 338–342

[20] Zaman K et al. Effectiveness of maternal influenza immunization in mothers and infants. N Engl J Med 2008; 359: 1555–1564

[21] De Jong MD, Sanders RW. The future of influenza vaccines. BMJ 2009; 339: b4014

[22] Chui C et al. Active surveillance and early intervention with oseltamivir for controlling influenza outbreaks in aged care facilities. Poster, IX International Symposium on Respiratory viral Infections, März 2007, Hong Kong

[23] Wutzler P et al. Die antivirale Therapie und Prophylaxe der Influenza. Empfehlungen der Konsensuskonferenz der Paul-Ehrlich-Gesellschaft für Chemotherapie e.V. (PEG) und der Deutschen Vereinigung zur Bekämpfung der Viruskrankheiten e.V. (DVV). Chemother J 2003; 12: 1–3

[24] Halloran ME et al. Antiviral effects on influenza viral transmission and pathogenicity: observations from household-based trials. Am J Epidemiol 2007; 165: 212–221

[25] Jaspers K. Die Idee des Arztes (Schweizerische Ärztezeitung Nr. 27/1953). In: Jaspers K. Der Arzt im technischen Zeitalter. München: Piper, 1986: 7–18

11 Diagnose

Ein Mann Anfang 30 verspürte am 11.1.1999 gegen 14:00 Uhr ein plötzliches allgemeines Unwohlsein. Er begab sich gleich in die örtliche Krankenhausambulanz, in der anhand eines ersten Röntgenbilds zunächst keine richtungsweisenden Befunde erhoben wurden. Zwei Tage darauf stellte sich der Patient, nun mit ausgeprägten Grippesymptomen, wieder vor. Vier Tage nach Einsetzen der ersten Symptome ergab die Röntgenuntersuchung eine schwere Pneumonie mit pulmonaler Insuffizienz, am 5. Tag starb der Mann an nachgewiesener Influenza-A-Infektion mit sekundärer Pneumonie (S. aureus) und Multiorganversagen (Abb. 11.1 a – c).

Fälle wie dieser sind so oder in ähnlich tragischer Verlaufsform sicherlich vielen mit Influenza vertrauten Ärzten bekannt. Virale Atemwegsinfektionen sind in 20 % der Fälle die Ursache ambulant erworbener Pneumonien, wobei Influenza-A-Viren das am weitaus häufigste nachgewiesene Agens sind. Mehr als die Hälfte akuter Exazerbationen von Asthma bronchiale und COPD gehen auf das Konto von Viren, die auf Atemwegsepithelien spezialisiert sind – Influenza-A-Viren gehören immer zu den häufigsten Erregern [1]. Problematisch ist auch wieder die Situation bei Kindern: Bei unter 3-Jährigen werden tiefe Atemwegsinfektionen zu knapp 50 % durch RSV, Influenza- und Parainfluenzaviren ausgelöst [2]. Eine Grippe darf deshalb *nie als banal oder gar selbstlimitierend* bewertet werden. Und Fälle wie der des junges Mannes zei-

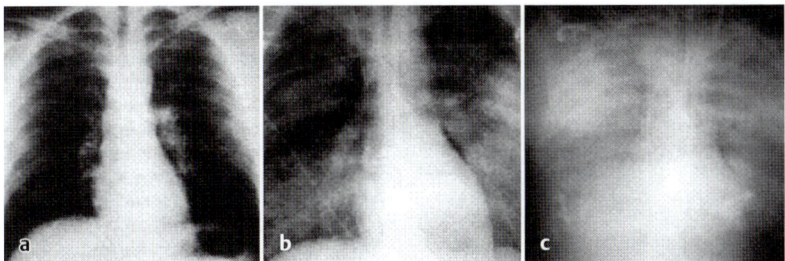

Abb. 11.**1 a – c   a** 33-jähriger Patient, 4 Stunden nach plötzlichem Krankheitsbeginn. **b** Röntgenaufnahme des Patienten 40 Stunden nach klinischer Verschlechterung. **c** Patient 50 Stunden nach klinischer Verschlechterung (Quelle: G. E. Vogel).

gen deutlich, dass nur wenig Zeit zur Verfügung steht, um die Weichen für die zielgerichtete Therapie zu stellen.

Am 5. 1. 2009 erlebte eine nicht geimpfte Patientin, 50 Jahre, einen Sudden Onset. Ähnlich wie im Fall 10 Jahre zuvor wurde ein frühes Röntgenbild als nicht richtungsweisend bewertet. Anders als damals kennen wir aber nun die pathophysiologischen Prozesse mit primärer viraler Schädigung und können entsprechend diagnostizieren: Als die Patientin 5 Tage später zu uns in die Praxis kam, stellten wir per Schnelltest eine Influenza-A-Infektion fest, weiterhin: Leukopenie, erniedrigtes Serumeisen, CRP 4,0 mg/dl, Fibrinogen 485 mg/dl. Die PCR ergab H3N2 und die erkennbare Superinfektion bestätigte sich im Antibiogramm mit Staphylococccus aureus und Haemophilus parainfluenzae. Im Röntgenbild war eine Peribronchitis basal auf der rechten Seite mit typischer Schienenzeichnung (Tram Tracks) zu erkennen. Trotz der 5-tägigen Verzögerung wurden die Grippesymptome mit Neuraminidase-Inhibitor-Gabe deutlich gelindert. Mit dem Antibiogramm konnte die antibiotische Therapie gezielt angepasst werden und es war eine ergänzende Heparinisierung nötig.

Der Fall dieser Patientin zeigt auch, dass wir bei dem nächsten Patienten, der in die Praxis kommt, oft nicht wissen, welche Prädisposition für welchen Krankheitsverlauf er mitbringt. Jetzt, 10 Jahre später, wissen wir aber sehr viel über die Bedingungen, die das Krankheitsgeschehen beeinflussen und z. B. einen schweren Verlauf wahrscheinlich machen. Dabei muss immer die Interaktion von Viren und Bakterien beachtet werden (s. Abschnitt 8.1). Als Konsequenz für die Diagnose ergibt sich ein rasches und konzentriertes Vorgehen, das der pathophysiologischen Logik der Influenza entspricht. Mit den aktuell verfügbaren diagnostischen Instrumenten besteht die Möglichkeit, schon während der ersten Untersuchung des Patienten therapeutische Entscheidungen zu treffen. Die Sequenz der einzelnen Maßnahmen ergibt ein Konzept, das sich für die umfassende Beurteilung des Krankheitsgeschehens bewährt hat. Es besteht aus folgenden Elementen:

- initiale klinische Beurteilung
- Grippe-Schnelltest
- Basislabor mit Verlaufskontrolle
- Labordiagnostik mit Antibiogramm

Die Quintessenz dieses klinisch orientierten Konzepts mit labordiagnostischer Bestätigung, das wir seit 1999 anwenden, lautet „frühe Diagnose – frühe Behandlung". Im Ergebnis bedeutet es für mittlerweile 287 Patienten mit nachgewiesener Influenza (Stand November 2009) Krankheitsverläufe, die allein ambulant versorgt werden konnten. Unter diesen Patienten sind nun auch Fälle von neuer pandemischer Influenza. Wir konnten bereits auf dem

World Summit of Antivirals 2009, Peking, berichten, dass dieses diagnostische Konzept auf die neue Situation übertragen werden kann und das resultierende gleiche therapeutische Vorgehen bei den Patienten gleich erfolgreich ist.

11.1 Initiale klinische Beurteilung

Voraussetzung für eine klinische Beurteilung, die mit hinreichender Genauigkeit die Kausalität der charakteristischen Grippesymptome feststellt, ist die Beobachtung der aktuellen Influenzasaison (lokale und regionale Surveillance). Wenn nämlich das Virus in der Bevölkerung zirkuliert, erreicht die symptombasierte Diagnose einen positiven prädiktiven Wert, der in dieser Zeit an den der Schnell- und Labortests heranreichen kann. So wurde in einer retrospektiven Studie an über 3700 Patienten belegt, dass während einer Grippewelle anhand der Symptome hohes Fieber und trockener Reizhusten die Diagnose Influenza in 79 % der Fälle richtig war (Laborbestätigung als Influenza A und/oder B) [3].

Schon in dem Moment, in dem man den Patienten zu Gesicht bekommt, kann der aufmerksam beobachtende Arzt mit der Blickdiagnose entscheidende Hinweise erkennen. Der Patient sieht verschnupft und verheult aus, die Augen sind gerötet, die Lidränder verklebt und die Bereiche um die Augen herum geschwollen. Schleimhäute, Lippen und Gesicht können rote bis violette Färbungen zeigen. Nachdem bereits im Kapitel Klinik mit den Zeichnungen von Regula Kunkel auf die „Influenza-Physiognomie" aufmerksam gemacht wurde, sollen hier einige Patientenfotos die Möglichkeiten der Blickdiagnose unterstreichen. Die Aufnahmen wurden bei uns in der Praxis am Tag der Erstvorstellung und nach antiviraler Therapie gemacht (Abb. 11.**2**).

Ergänzend zur Blickdiagnose können die Leitsymptome für die erste Differenzialdiagnose zu Erkältungskrankheiten (weniger folgenschweren ARE) herangezogen werden, vor allem in der polarisierenden Gegenüberstellung der typischen Beschwerden (Tab. 11.**1**). Weil wir offenbar nur erkennen, was wir wissen, muss die Nutzung der Surveillance-Instrumente für den Primärversorger während der jährlichen Influenzasaison zur Routine gehören, um die hohe Sicherheit der Symptomdiagnose zu erreichen (vgl. Kap. 4 Surveillance).

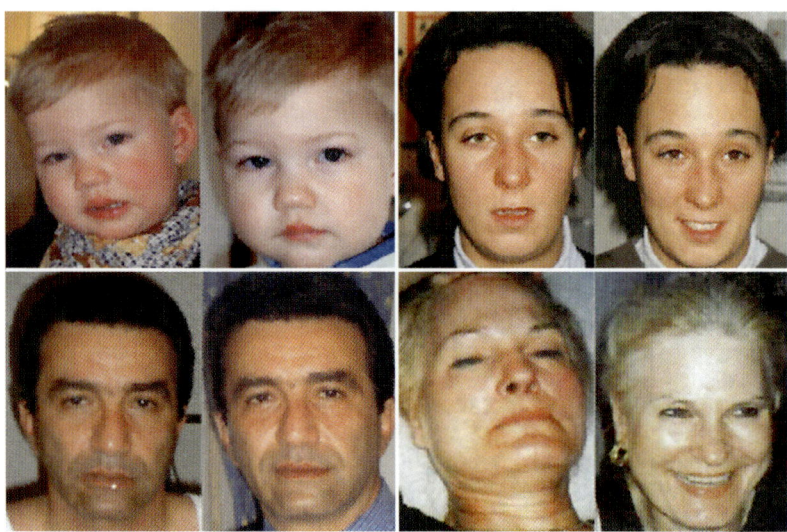

Abb. 11.**2**   Gesichter von Influenzapatienten zu Krankheitsbeginn und nach erfolgreicher Therapie (Quelle: G. E. Vogel).

Tabelle 11.**1**   Gegenüberstellung typischer Symptome zur ersten Differenzialdiagnose

Influenza	Erkältung
plötzlicher Beginn	schrittweiser Beginn
Fieber > 38 °C	erhöhte Temperatur
starke Gliederschmerzen	gering ausgeprägte Gliederschmerzen
starke, bohrende Kopfschmerzen	leichtere, dumpfe Kopfschmerzen möglich
schweres Krankheits-/Schwächegefühl, Ahnung des Immineren	ohne ausgeprägtes Krankheitsgefühl
trockener Reizhusten	zunächst leichterer Husten
seltener Schnupfen (bei Kindern mitunter „Virusschnupfen")	verstopfte, laufende Nase, häufiges Niesen

Differenzialdiagnose

Infektionen der oberen Atemwege sind weltweit die häufigste Ursache für akute Erkrankungen – das sollte immer Anlass für eine gründliche Differenzialdiagnose sein.

Die saisonal zeitgleich mit der Influenza auftretenden Erkältungskrankheiten (auch Influenza-like Illness, ILI) erleben die Patienten oft mit der typischen Trias Husten, Schnupfen, Heiserkeit (mit gelegentlich erhöhten Temperaturen). Wie aus Tab. 11.**1** hervorgeht, sind ihre Symptomatik und ihr Verlauf gegenüber der Grippe weniger schwerwiegend und sie betreffen normalerweise nur den Respirationstrakt. Eine Rhinovirusinfektion z. B. beginnt meist mit Halskratzen oder auch -schmerzen, gefolgt von Rhinorrhö und nasaler Kongestion. Schnupfen und Husten klingen nach 1–2 Tagen ab, ebenso die Halsbeschwerden. Zu den Infektionen der oberen Atemwege gehören Rhinitis, Pharyngitis, Laryngitis oder Tracheobronchitis, einzeln oder miteinander kombiniert auftretend. Als auslösendes Agens kommen ca. 200 verschiedene Viren infrage. Zu den häufigsten zählen neben dem Influenzavirus Rhinoviren (30–50 % der Fälle), Coronaviren (10–15 %), Metapneumoviren (5–10 %) sowie RSV, Parainfluenza-, Adeno- und Enteroviren (jeweils ca. 5 %) [4]. Weiterhin sollten als Differenzialdiagnosen Pneumokokken-Pneumonie, atypische Pneumonie und das schwere akute Atemwegssyndrom (SARS) berücksichtigt werden, obwohl es zu Letzterem in Deutschland bisher nur wenige gemeldete Fälle gibt. Ebenfalls seltene Gründe für grippeähnliche Symptome gehen z. B. auf Leptospiren, Ornithose, Q-Fieber, Abdominaltyphus, Paratyphus und Hantavirus zurück.

Bei Kindern kann die Differenzialdiagnose erschwert sein, wenn nur Fieber als Primärsymptom besteht. Viele typische Kinderkrankheiten (Masern, Ringelröteln, Röteln, Windpocken) zeigen die Symptomatik einer viralen Erkältungskrankheit.

Die klinische Beurteilung wird, ergänzt um die Anamnese und Fiebermessung, mit der tiefen Racheninspektion sowie Kontrolle von Nase und Ohren fortgesetzt. Der Rachen influenzainfizierter Patienten ist oft deutlich entzündet, sodass die Schleimhaut in „flammender Röte" erscheint, und aus der Nähe sind die gestauten Kapillaren erkennbar (s. 9.2 Klinische Befunde). Sind bei der folgenden Auskultation der Lunge ohrnahe, feinblasig (feucht) klingende Rasselgeräusche zu hören, kann eine Bronchitis oder Pneumonie vorliegen; bei eher reibenden Geräuschen besteht der Verdacht auf Pleuritis (sogenanntes pleuritisches Reiben).

Die klinische Diagnose wird dadurch erschwert, dass einzelne Leitsymptome variieren oder ausbleiben können. Zum Beispiel treten sie bei Jugendlichen und Erwachsenen in jungen und mittleren Jahren mitunter abgeschwächt bzw. undeutlicher auf oder der Patient ist oligosymptomatisch. Bei Kindern kann die Diagnose zum einen dadurch schwierig werden, dass sie besonders im Kleinkindalter ihre Beschwerden nicht eindeutig lokalisieren und dann beschreiben können. Außerdem erkranken sie sehr häufig an einer der zahlreichen viralen und bakteriellen ARE, es kommen aber auch schwierig zu differenzierende allergische Reaktionen infrage. Auf die Symptomvarianz bei älteren Menschen wurde im Kapitel Klinik hingewiesen (s. 9.4 Klinik bei alten Menschen). Alle diese Fälle können aber häufig durch eine gezieltere Anamnese (bei Kindern durch die Mitwirkung der Eltern) aufgeklärt werden.

Vom Patienten sollte man vor allem wissen,

- wann genau, möglichst mit Uhrzeit, die Symptome einsetzten (Sudden Onset)
- ob Impfschutz besteht
- in welchem sozialen Umfeld der Patient lebt (Familie, allein lebend, Wohngemeinschaften; Stichwort Verbreitungsrisiko)
- ob bereits Medikamente, z. B. Antibiotika oder fiebersenkende Mittel eingenommen wurden
- ob jemand in der Familie, im engen sozialen Umfeld (Arbeitsplatz) bereits an Grippe erkrankt ist
- ob der Betreffende bereits eine Grippe hatte und wie lange die Infektion zurückliegt

> **Vorsicht:** Niemals per Telefon eine Diagnose Influenza oder andere ARE stellen bzw. ausschließen. Wenn der Anrufer Leitsymptome nennt, soll er zum sofortigen Arztbesuch aufgefordert werden, ein Aufschub kann unnötige und gravierende Folgen haben. Das sollte auch unbedingt bei Verdacht auf Infektionen mit A/H1N1-2009 gelten.

Wenn die klinische Befundung auch nur die geringste Unklarheit hinterlässt, sollten als nächste Schritte ein Grippe-Schnelltest und (wenn möglich, ebenfalls in der Praxis) eine Basislabordiagnostik folgen. Die 100-prozentige Verifikation eines Influenzaverdachts oder einer Differenzialdiagnose liefert schließlich die labordiagnostische Aufklärung mit eingeschickten Sekretproben (s. u.).

11.2 Grippe-Schnelltest

Zu der Zeit, als die Neuraminidase-Inhibitoren für die Influenzatherapie eingeführt wurden, entstand ein diagnostisches Dilemma: 24 Stunden Wartezeit (im besten Fall) auf die Ergebnisse der PCR (Polymerase-Kettenreaktion), währenddessen sich das Virus ungehindert vermehren konnte. Die Entwicklung der Grippe-Schnelltests war die folgerichtige und notwendige Konsequenz aus den Möglichkeiten der Therapie mit Neuraminidase-Inhibitoren. Unklare diagnostische Situationen, wie sie vor allem bei alten Patienten oder Kindern möglich sind, können nun schnell und ausreichend sicher geklärt werden. Das ist auch vor dem alarmierenden Hintergrund, dass bei 4 von 5 Kindern Influenza nicht erkannt wird [5], ein wichtiger Fortschritt. Mein großer Respekt vor der Influenzaerkrankung und den Komplikationen führte dazu, dass wir in unserer Praxis bei jedem Verdachtsfall den Grippe-Schnelltest einsetzen. Wir sind überzeugt, dass er in jedem Fall sinnvoll ist, denn entweder hat man innerhalb kürzester Zeit die Bestätigung für eine sofortige antivirale Behandlung (Point-of-Care-Test) oder den Ausschluss dieser Infektion, was dann die weitere Ursachenaufklärung erfordert [6]. Voraussetzung dafür ist aber die unbedingt korrekte Ausführung der Schnelltests durch geschultes Personal. Immer wieder erfahren wir von der falschen Probenentnahme durch niedergelassene oder im Krankenhaus arbeitende Kollegen. Hierin liegt sicher auch einer der Gründe für die diskrepanten Studienergebnisse zur Sensitivität.

Die heute verfügbaren membrangebundenen Enzymimmunoassays mit monoklonalen Antikörpern, mit denen virale Nukleoproteine hauptsächlich im Nasenraum und Nasopharynx erkannt werden, erlauben die Feststellung von A- und/oder B-Viren. Die Tests sind einfach anzuwenden und innerhalb von ca. 15 min stehen die Ergebnisse mit einer Spezifität von 94–100 % und einer Sensitivität von 67–97 % dem Arzt zur Verfügung [7–9]. Damit muss der Patient nicht unnötig lange warten oder sogar für den Behandlungsbeginn erneut in die Praxis kommen – ein Aspekt, der bei der Klinik des Krankheitsbeginns sehr wichtig ist. Die Rate der richtig positiven Testergebnisse scheint bei nasopharyngealen Proben höher als bei pharyngealen zu sein [8]. Das deckt sich mit Erkenntnissen, dass für einen Grippe-Schnelltest Virusmengen von 10^3 pfu (Plaque forming Units) pro Test erreicht werden müssen und die Viruslast im nasopharyngealen Bereich höher ist [10].

Bei etwa der Hälfte unserer 287 Influenzapatienten wurde innerhalb von 24 Stunden Influenza diagnostiziert, mit der Folge, dass nur Neuraminidase-Hemmer zur Therapie benötigt wurden. Zugleich senken die Schnelldiagnostik und die therapeutische Umsetzung der Ergebnisse signifikant die Zahl der Antibiotikaverordnungen: Nur in 50 % der Fälle waren Antibiotika nötig [11].

Die Antibiotikaverschreibung erfolgt oft wegen befürchteter Superinfektionen, einer Grunderkrankung oder auf Wunsch des Patienten [12]. Im stationären Bereich hat sich allerdings gezeigt, dass ein positives Schnelltestergebnis die Zahl antiviraler Behandlungen steigert, die Antibiotikaverschreibung dagegen senkt [12, 13] sowie die Zeit bis zur Entlassung von der Notaufnahme verkürzt [13].

Ein Problem der Grippe-Schnelltests besteht darin, dass die Kosten von ca. 14 Euro nicht von den gesetzlichen Krankenkassen übernommen werden. Dabei würde sich das insgesamt bezahlt machen. Denn wenn Patienten aufgrund einer positiven Schnelltestdiagnose innerhalb von 48 Stunden antiviral behandelt werden, verringern sich die Gesamtkosten bestehend aus Diagnose, Therapie, Arztkosten und Arbeitsausfall. Zwar erhöht der Schnelltesteinsatz die Ausgaben für Diagnose und antivirale Therapie, dieser Anteil wird aber durch Einsparungen bei den Antibiotikaverordnungen und durch schnellere Arbeitsfähigkeit um 40 US$ pro Patient überkompensiert [14].

11.3 Basislabordiagnostik

Zur Basislabordiagnostik gehören:
- Blutsenkungsgeschwindigkeit (BSG)
- Differenzialblutbild
- Serumeisen
- CRP
- Fibrinogen
- Pulsoxymetrie

Trotz einer normalen BSG kann bei dem Patienten eine akute Influenza bestehen. Der Hinweis auf eine Virusinfektion ergibt sich auch aus erniedrigten Leukozytenzahlen (< 4000/µl). Während eine Monozytose oder Eosinophilie auf eine überwundene Influenza hindeutet, muss bei erhöhten Werten für Gesamtprotein und Hämotokrit an Exsikkose gedacht werden. Die Serumeisenwerte sind bereits zu Beginn der Grippe erniedrigt und kündigen eine bakterielle Superinfektion und damit einen schweren Krankheitsverlauf an. Deshalb sollte bei niedrigen Serumeisenwerten prospektiv ein bakteriologischer Abstrich genommen werden, um die Entscheidung pro oder kontra Antibiotikum zu treffen.

CRP-Werte haben entscheidende Bedeutung auf dem Weg zu Komplikationen. Der Vorteil ist, dass CRP innerhalb von nur 6–8 Stunden reagiert, unabhängig von Alter, Geschlecht oder Anämie [15]. Während bei Influenza Werte von 0,5 mg/dl gemessen werden, steigt das CRP bei auftretenden Kom-

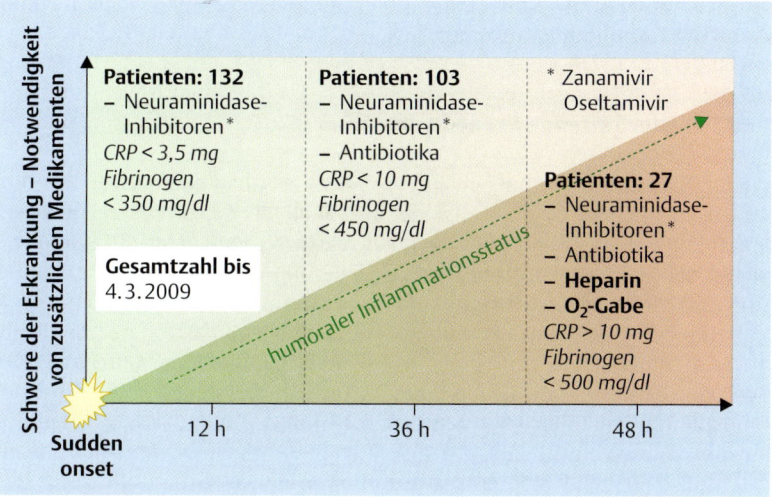

Abb. 11.**6** Beziehung zwischen humoralem Inflammationsstatus und Krankheitsschwere (Quelle: G. E. Vogel).

plikationen auf 10 mg/dl – der Grenzwert liegt bei 3,5 mg/dl. Steigt unter laufender Therapie mit Neuraminidase-Inhibitoren das CRP an, wird fast immer das Antibiotikum benötigt. Auch dann sind weitere CRP-Verlaufsmessungen nützlich, um sich der Wirksamkeit des Antibiotikums zu vergewissern. Für den Einsatz in der Arztpraxis stehen mehrere CRP-Schnelltests zur Verfügung.

Fibrinogen kann als Marker für die bei Influenza regelmäßig auftretende Störung der Mikrozirkulation genutzt werden. Die Werte für Plasma-Fibrinogen weisen gleichzeitig auf das Risiko kardialer Komplikationen hin und sind bei viralen und bakteriellen Infektionen erhöht: Von Normalwerten zwischen 310 und 350 mg/dl steigt das Fibrinogen bei der Virusinfektion auf 450 bis 500 mg/dl; bei bakteriellen Infektionen werden Werte von über 600 mg/dl erreicht. Aus CRP und den Werten für Fibrinogen bestimmen wir den humoralen Inflammationsstatus und haben damit Informationen über den Krankheitsverlauf sowie das arteriosklerotische Risiko (vgl. 8.4 Fibrinogen, 8.5 C-reaktives Protein) (Abb. 11.**6**).

Mit der Pulsoxymetrie bestimmen wir bei jedem unserer ARE-Patienten die kapillare Sauerstoffsättigung, um mit der momentanen pulmonalen Situation Hinweise auf mögliche respiratorische Insuffizienzen erhalten zu können. Lediglich bei gleichzeitiger Anämie können die Werte verfälscht werden.

Um Kindern die Angst vor einer Blutentnahme zu nehmen, hat sich ein lokal anästhesierendes Pflaster bewährt.

11.4 Weiterführende Labordiagnostik

Weitere Laboruntersuchungen sind vor allem bei nicht eindeutigen Symptomen während einer Grippewelle oder außerhalb der Saison bei sporadischen Erkrankungen angezeigt. Aber auch bei schweren Verläufen und Komplikationen sollte eine labordiagnostische Sicherung erfolgen. Bei Verdacht auf eine zusätzliche bakterielle Infektion ist es ratsam, ein *Antibiogramm* in Auftrag zu geben, damit die Behandlung der bakteriellen Infektion mit unwirksamen Antibiotika, der dadurch bedingte Zeitverlust und eine weitere Gefährdung der Patienten vermieden werden. Da selbstverständlich auch bei der weiterführenden Labordiagnostik Zeit der limitierende Faktor ist, werden für den Virusnachweis hier nur die gängigen Antigen-Direktnachweise erwähnt. Die Schnelldiagnostik mittels Immunfluoreszenztest (IFT), Enzymelinked Immuno Sorbent Assay (ELISA) oder Grippe-Schnelltest funktioniert über den Nachweis viraler Antigene bzw. Nukleoproteine. Das Probenmaterial wird per Abstrich der Nase oder dem Rachenraum bzw. über eine bronchoalveoläre Lavage entnommen. Der IFT setzt frisches Probenmaterial voraus. Denn zur Beurteilung der Fluoreszenz-Spezifität ist die Antigenlokalisation im Zytoplasma und/oder im Zellkern nötig und das erfordert intakte Flimmerepithelzellen. Die Probenentnahme muss in den ersten 48 Stunden nach Krankheitsbeginn erfolgen und sollte nur bei therapeutischer Konsequenz durchgeführt werden. Dem Gesundheitsamt wird nur der direkte Nachweis von Influenzaviren namentlich gemeldet, wozu auch die in ärztlichen Praxen durchgeführten Schnelltests gehören. Die Bestätigung der Grippe-Schnelltestergebnisse mittels Reverse-Transkriptase (RT)-PCR ist hochsensitiv und innerhalb von 24 Stunden möglich. Die RT-PCR wird auch eingesetzt, wenn seltene Organmanifestationen wie influenzaassoziierte Enzephalopathien abzuklären sind.

Literatur

[1]   Rohde G etal. Nachweis von Atemwegsviren – Wie, warum, wann und wo? Pneumologie 2009; 63: 14–22

[2]   Forster J et al. Prospective population-based study of viral lower respiratory tract infections in children under 3 years of age (the PRI.DE study). Eur J Pediatr 2004; 163: 709–716

3 Monto AS et al. Clinical signs and symptoms predicting influenza infection. Arch Intern Med 2000; 160: 3243 – 3247

4 Bauer T, Padberg J. Erkältungskrankheiten. Dtsch Med Wochenschr 2006; 131: 2341 – 2349

5 Poehling KA et al. The underrecognized burden of influenza in young children. NEJM 2006; 355: 31 – 40

6 Dwyer DE et al. Active Surveillance and Point-of-Care Testing (POCT) Allows Early Intervention for Influenza Outbreaks in Nursing Homes. Poster, Infectious Diseases Society of America 45th Annual Meeting, San Diego, CA 2007

7 Hurt AV et al. Evaluation of Six Rapid Tests in Detecting Human Influenza in a Paediatric Population. P520, Conference "Options for the Control of Influenza VI", Toronto, Canada, 2007

8 Mitamura K et al. Clinical Evaluation of Rapid Diagnostic Tests for the Detection of Influenza Viruses – What Are the Conditions That Influence Their Performance? P527, Conference "Options for the Control of Influenza VI", Toronto, Canada, 2007

9 Dwyer DE et al. Diagnostic Performance in a General Practitioner-based Study of the Rapid QuickVue® Influenza A+B Immunochromatographic Test for Influenza A Using Nasal and Nasopharyngeal Swabs. Poster, American Society for Microbiology (ASM) 106th General Meeting, Orlando FL2006

10 Kawakami C et al. Virological Assessment and Usefulness of Rapid Diagnostic Kits for Influenza. P525, Conference "Options for the Control of Influenza VI", Toronto, Canada, 2007

11 Vogel GE et al. 10 Years of Clinical Experience with Sialidase Inhibitors. Poster 8th Asia Pacific Congress of Medical Virology, 2009, Hong Kong

12 Falsey AR et al. Impact of rapid diagnosis on management of adults hospitalized with influenza. Arch Intern Med 2007; 167: 354 – 360

13 Bonner AB et al. Impact of the rapid diagnosis of influenza on physician decision-making and patient management in the pediatric emergency department: results of a randomized, prospective, controlled trial. Pediatrics 2003; 112: 363 – 367

14 Bonner AB et al. The Economic Impact of Providing Rapid Influenza Test Results to Physicians Caring for Ambulatory Adults With Influenza-Like-Illness (ILI). P1540, Conference "Options for the Control of Influenza VI", Toronto, Canada, 2007

15 Heckler R, Lange W. Diagnostik. In: Lange W, Vogel GE. Influenza: Klinik, Virologie, Epidemiologie, Therapie und Prophylaxe. Berlin: ABW Wissenschaftsverlag, 2004: 28 – 43

12 Therapie

Die primäre Maßnahme gegen Influenza ist die Schutzimpfung. Deren Limitationen vor allem durch unzureichende Durchimpfungsraten, aber auch hinsichtlich des nicht 100-prozentigen Immunschutzes und möglicher Abweichungen der Impfstoff-Virusstämme zu den aktuell zirkulierenden Viren wurden im Kapitel Prophylaxe erläutert. Dadurch kommt es bei jeder neuen Influenzasaison zu einer hohen Anzahl influenzaassoziierter Arztbesuche und entsprechenden Situationen, die eine sofortige Therapieeinleitung erfordern. In diesen Momenten müssen wir uns vergegenwärtigen, dass es dabei nicht mit einer medizinischen Anordnung und der Ausstellung eines Rezepts getan ist. Jeder Patient, der mit Grippesymptomen in der Praxis erscheint, erfordert das in Kapitel 11 beschriebene diagnostische Vorgehen. Denn dieser Moment bietet die Möglichkeit, sofort zwischen viraler oder bakterieller bzw. viraler und schon bestehender bakterieller Koinfektion zu differenzieren – hier werden die Weichen für die Therapie gestellt.

Unbestreitbar erschwert der ökonomische Druck im Gesundheitssektor das ärztliche Handeln besonders im niedergelassenen Bereich; mehr denn je wird es durch unternehmerische Aspekte beeinflusst. Gerade vor dem Hintergrund des modernen Medizinbetriebs soll diesem Kapitel vorangestellt an das „Herzstück der Heilkunde" erinnert werden, nämlich Therapie nicht als Reparatur zu verstehen, sondern im Wortsinne als „dienend pflegendes Beistehen, Mitfühlen, Verstehen und Begleiten" [1].

12.1 Antivirale Therapie

Das 20. Jahrhundert war die Ära der antibiotischen Behandlung, das jetzige wird das der antiviralen Therapie. Viren sind Auslöser akuter, aber auch chronischer Entzündungsprozesse. Bei der Behandlung der Influenza wird das *Prinzip der Frühzeitigkeit* überaus deutlich: Um den optimalen Therapieeffekt zu erzielen, müssen die ersten beiden Tage nach Symptombeginn genutzt werden. Wenn in diesem Zeitraum antivirale Mittel eingenommen werden und somit die Virusvermehrung extrem reduziert und sogar komplett blockiert wird, ist der Körper noch in der Lage, sich schnell von den bereits ausgelösten intensiven Immunreaktionen und Reparaturmechanismen (z. B. Fibrinogenfreisetzung) zu erholen. Können sich nur wenige Viren im Körper ausbreiten, bleiben die Zellschäden und der damit einhergehende Inflammationsprozess auf einem niedrigen Niveau. Dadurch werden die Patienten schneller symptomfrei, sie haben einen insgesamt milderen Krankheitsverlauf und bleiben überwiegend von Komplikationen verschont. Die antivirale Grippetherapie ist vor allem angezeigt bei Risikopatienten, bei älteren Patienten, bei Kindern und bei Erwachsenen mit Kontakt zu Risikopatienten. Auch für immunsupprimierte Patienten (z. B. Dialysepatienten, Krebskranke, Patienten unter Chemotherapie, HIV-Infizierte) ist sie sinnvoll [2]. Dagegen wird die Behandlung mit den antiviralen Medikamenten allgemein nicht empfohlen, wenn mehr als 48 Stunden seit Symptombeginn vergangen sind oder wenn Patienten mit normalem Immunstatus eine nicht fieberhafte Erkrankung haben.

Die grundlegende Forderung an die kausale Therapie ist, dass sie gegen Influenza-A- und -B-Viren wirken und dabei gut verträglich und sicher sein muss. Die Ionenkanalblocker Amantadin oder Rimantadin können zwar das Eindringen des Virusgenoms in den Zellkern der Wirtszelle verhindern, indem die Funktion des viralen Membranproteins M2 blockiert wird. Sie sind damit aber auf Influenza-A-Viren beschränkt, weil nur bei ihnen das M2-Protein vorkommt. Unter Amantadin-Therapie kommt es häufig innerhalb von 2–3 Tagen zur Resistenzbildung [2] und bei bis zu 10 % der Patienten zu verschiedenen Nebenwirkungen (Übelkeit, Gleichgewichts- und Konzentrationsstörungen, Schlaflosigkeit, Nervosität, Kopfschmerzen, Angst). Deshalb wird das in Deutschland zugelassene Amantadin hier kaum angewandt. Weil in den USA während der ersten 6 Monate der Influenzasaison 2004–2005 die Resistenzen gegen Amantadin und Rimantadin um ca. 12 % zugenommen haben, hat das Center for Disease Control and Prevention (CDC) Ärzte aufgefordert, bei der Behandlung der Grippe in der Saison 2005–2006 auf diese Wirkstoffe zu verzichten [3].

12.1.1 Neuraminidase-Inhibitoren

Die Entwicklung der neueren antiviralen Neuraminidase-Inhibitoren (NI) kann, vergleichbar mit der Einführung der Antibiotika, als Meilenstein der Medizin angesehen werden. Grundlage dafür waren die Arbeiten des australischen Biochemikers Mark von Itzstein, dem es mit seinen Kollegen 1993 erstmals gelang, per Computer Neuraminsäure-Moleküle zu modellieren und zu synthetisieren, die exakt zur Neuraminidase der Influenzaviren passten. Heute sind die beiden Substanzen Zanamivir und Oseltamivir für die Influenzabehandlung zugelassen. Ein dritter NI, Peramivir, ist in den USA in

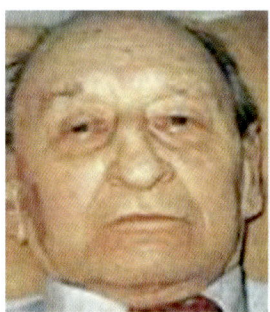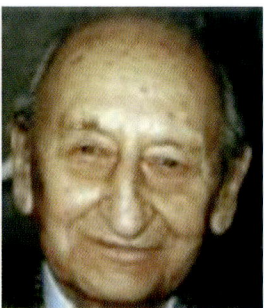

Abb. 12.**1**   Erster ambulant in Deutschland mit NI behandelter Patient. Links typisches Grippegesicht mit aufgehobener Mimik, 29. 1. 1999, rechts 12 Stunden nach NI-Gabe (Quelle: G. E. Vogel).

Zusammenhang mit pandemischen H1N1-Infektionen vorläufig zugelassen worden (s. Kap. 13 Pandemie).

Am 31.1.1999 unternahmen wir mit dem damals einzigen international verfügbaren Wirkstoff Zanamivir den ersten Behandlungsversuch (Compassionate Use) in Deutschland an einem 96-jährigen Patienten mit akuter Influenza. Dieser Heilversuch wurde durch die zeitnahe Befunderhebung des damaligen Nationalen Referenzzentrums Influenza (Landesgesundheitsamt Niedersachsen, Dr. Dr. R. Heckler) ermöglicht. Die Kasuistik ist beispielhaft für viele weitere und soll deshalb hier kurz zusammengefasst wiedergegeben werden (Abb. 12.**1**):

Kasuistik
28. 1. 1999   Der Patient G. kam mit einer akuten, fiebrigen Atemwegserkrankung in die Praxis. Wegen seines Alters und einer Herzinsuffizienz galt er als Risikopatient. Die letzte Grippeschutzimpfung erhielt G. am 15.9.1998.
Klinischer Befund: hohes Fieber (39,7 °C), Abgeschlagenheit, Kopfschmerzen, trockener Husten, allgemeine Schwäche, plötzliches Einsetzen der Symptome, geschwollenes Gesicht, Rachen entzündlich verfärbt, relative Bradykardie im Vergleich zum Fieber, SpO_2 97 %, Puls 78/min.
Labor: BSG 9/16, Leukozyten $5,6 \times 10^3$, Thrombozyten 179×10^3, Hb 13,6, Fibrinogen erhöht mit 349 mg/dl, CRP 0,8 mg/dl, Fe^{++} mit 20 µg/dl erniedrigt.
Diagnose: ARE bei V. a. Influenza-A-Infektion.
30. 1. 1999   Aufgrund der eingeschickten Proben (Rachenabstriche vom 28. und 29.1.) erhielten wir telefonisch vom Nationalen Referenzzentrum die PCR-Ergebnisse: Influenza-A-positiv.
Therapie: Wegen des lebensbedrohlichen Zustands des Patienten Beginn der Zanamivir-Inhalation am Nachmittag.
Erste spürbare Besserung bereits 6 Stunden nach der ersten Inhalation.

1.2.1999 Erstaunliche klinische Besserung, Patient empfindet sich fast gesund. Temperatur 37,4 °C.

Labor: BSG 18/30, Leukozyten $2,7 \times 10^3$, Thrombozyten 161×10^3, Hb 13,6, Fe^{++} 56 g/dl.

Therapie: 2 × täglich NI-Inhalation.

2.2.1999 Patient bezeichnet sich als gesund und lehnt die weitere Therapie ab.

10.2.1999 *Labor:* BSG 8/16, Leukozyten $6,2 \times 10^3$, Thrombozyten 357×10^3, Hb 13,8, Fibrinogen 254 mg/dl noch erhöht, aber rückläufig, CRP 0,6 mg/dl, Fe^{++} 155 g/dl.

Der Patient ist wieder gesund.

12.1.1.1 *Wirkmechanismus und Effektivität*

Das aktive Zentrum des Enzyms Neuraminidase befindet sich im äußersten, pilzförmigen Abschnitt des Moleküls und ist die Zielstruktur der NI. Das Reaktionszentrum ist bei allen Virussubtypen gleich und wird durch Mutationen, im Gegensatz zu den anderen Molekülen der Virushülle, z. B. das M2-Protein, sehr selten verändert (s. 12.1.3 Resistenzen). Auf dem Weg aus der Wirtszelle docken die neu gebildeten Viren mit ihrer Neuraminidase an den Oberflächenrezeptor Sialinsäure der Wirtszelle. Um sich davon zu lösen, muss das Enzym die Sialinsäure spalten. In dem Moment, in dem der Neuraminidase-Inhibitor kompetitiv an die virale NA bindet und sie blockiert, bleibt die Sialinsäure intakt und das Virus an der Zelloberfläche kleben – die Infektion weiterer Zielzellen ist gestoppt. Das gibt dem Immunsystem die Chance, die Viren zu beseitigen. Neben der Funktion beim Austritt aus der Wirtszelle erleichtert die virale Neuraminidase möglicherweise auch das Eindringen in die Zellen. Es wird vermutet, dass das Virusenzym an den zilientragenden Epithelzellen der Atemwege Rezeptoren der Muzine, Zilien und der zellulären Glykokalix entfernt [4]. An dieser mukoziliären Barriere würde das Virus sonst abgefangen und beseitigt werden. Daraus leitet sich ab, dass die NI auch die Zellinvasion durch Influenzaviren eindämmen können. Ein wichtiger Nebeneffekt, der zumindest für Oseltamivir belegt wurde, ist die Reduktion der proinflammatorischen Zytokine IL-6, TNF-α und INF-γ (Abb. 12.**2**) [5].

Die Wirkung der Enzymhemmer ist äußerst selektiv, in therapeutischen Dosierungen bleiben humane und bakterielle Neuraminidasen unbeeinflusst. Dagegen blockieren sie die 9 bisher bekannten NA-Subtypen der Influenza-A-Viren und die NA der -B-Viren. Im Respirationstrakt erreicht die Virusvermehrung zwischen 24 und 72 Stunden nach Krankheitsbeginn ihr Maximum [6]. Daraus ergibt sich einerseits sehr deutlich, dass die antivirale Therapie so

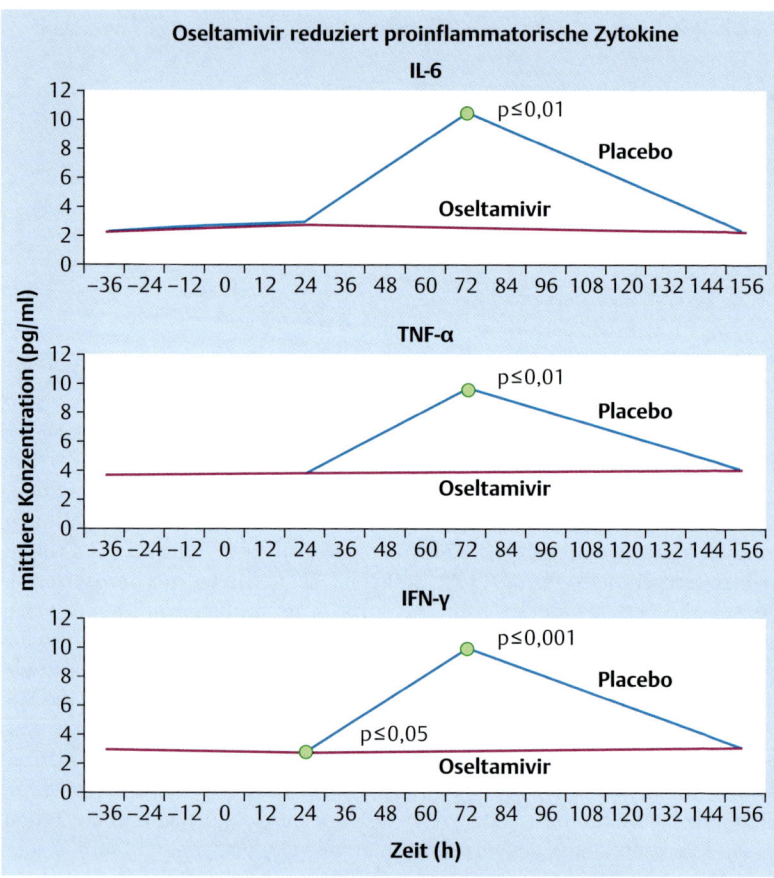

Abb. 12.**2**   Oseltamivir reduziert proinflammatorische Zytokine (Quelle: [5]).

früh wie möglich, jedoch spätestens 48 Stunden nach Einsetzen der Symptome, begonnen werden sollte. Bei Therapiebeginn innerhalb der ersten 2 Tage nach dem Auftreten der ersten Symptome werden Fieber, Husten, Kopfschmerzen und Myalgien deutlich und schneller gelindert.

Der Effekt der NI-Gabe ist, genau der Pathophysiologie der Infektion entsprechend, abhängig vom Zeitpunkt der Einnahme: Je früher sie nach Symptombeginn erfolgt, desto größer ist der therapeutische Erfolg. Wie in der Kasuistik beschrieben, setzt die Symptombefreiung bereits wenige Stunden nach Therapiebeginn ein. Das bedeutet auch, dass Grippepatienten 2 – 3 Tage früher ihren normalen Alltag aufnehmen können – weniger Krankheitstage haben sicherlich auch einen beträchtlichen sozioökonomischen Effekt. Auch bei Kindern ist der therapeutische Effekt der NI-Behandlung deutlich größer, wenn sie in weniger als 24 Stunden nach Symptombeginn erfolgt (im Vergleich zum Therapiebeginn nach 24 Stunden) [7].

Im ambulanten Alltag sind aber 2 wichtige Beobachtungen zu machen. Zum einen zögern manche Patienten mit dem Arztbesuch, zum anderen kann es ratsam sein, die Behandlung auch nach 48 Stunden noch zu beginnen. Denn nach den Atemwegen kann das Virus über seinen Endotheliotropismus die systemische Inflammation anfachen und Gefäße und Organe des Herz-Kreislauf-Systems schädigen [8]. In Kapitel 11 wurde von der Patientin berichtet, bei der die Therapie erst 5 Tage nach Sudden Onset beginnen konnte und dennoch effektiv war. Das ist kein Einzelfall. Etwa 25 % unserer knapp 290 Influenza-Patienten kamen erst nach dem 2. Krankheitstag in die Praxis. In allen Fällen sind die Grippesymptome nach NI-Gabe reduziert worden und Komplikationen ausgeblieben.

Darüber hinaus reduzieren die Virustatika die Rate der Sekundärkomplikationen wie Bronchitis, Sinusitis, Pneumonien oder bei Kindern Otitis media, ebenso die Zahl der Hospitalisierungen und der Antibiotikaverordnungen [9]. In einer Auswertung von 10 placebokontrollierten, doppelblinden Studien verringerte der Oseltamivir-Einsatz bei ansonsten gesunden Jugendlichen und Erwachsenen (13 – 97 Jahre) Komplikationen der unteren Atemwege um 55 %, den Antibiotikaverbrauch um 26,7 % und die Krankenhausaufenthalte um 59 % [10]. Die Notwendigkeit zur Antibiose hat sich in unserer Praxis schon in den ersten Jahren nach Verfügbarkeit der Neuraminidase-Inhibitoren deutlicher verringert. Die in Tabelle 12.**1** angegeben Reduktionsraten aus dem Jahr 2002 sind bis heute weitestgehend gleich geblieben (Tab. 12.**1**).

Bei Risikopatienten ist die Verringerung der Krankheitsdauer deutlich geringer ausgeprägt. Da aber gerade für diese Patientengruppe angesichts der Krankheitsschwere und der Gesamtkrankheitsdauer jeder Tag zählt, ist deren Behandlung mit Neuraminidase-Hemmern ebenso sinnvoll. Schließlich führt der Stopp des Krankheitsprozesses auch zu einer um ca. zwei Drittel verringerten Mortalität [11]. Auch bei alten Patienten, überwiegend mit chronischen Grunderkrankungen, die wegen der Schwere der Influenza stationär behandelt werden mussten, reduziert die antivirale Therapie die Sterberate um etwa ein Drittel gegenüber den nicht mit Neuraminidase-Inhibitoren behandelten [12,13].

Die Wirksamkeit von Zanamivir und Oseltamivir für die Influenzabehandlung ist gesichert, beide Medikamente haben bei der Bekämpfung saisonaler

Tabelle 12.**1** Vergleich sich entsprechender Patientengruppen vor und nach NI-Therapie, **ab Ende Januar 1999 NI-Therapie,** ab Februar 1999 Bedside-Schnelltest.

	vor Januar 1999	ab Ende Januar 1999 bis April 2002
Diagnose: Influenza A/B Klinik, KBR, PCR	62 Patienten Alter 6 – 93 Jahre	70 Patienten Alter 5 – 96 Jahre
Fibrinogen (Durchschnittswert)	593 md/dl	405 mg/dl
Erkrankungsdauer		– 45 %
Antibiotikagabe*		– 31 %
Schweregrad		– 41 %

* Cefluroxim, Grepafloxacin, Moxifloxacin

Grippewellen große Bedeutung, wie eine Metaanalyse aus 24 randomisierten, placebokontrollierten Studien bestätigt hat (auf die Möglichkeiten des pandemischen Einsatzes wird im Kapitel 13 eingegangen) [14]. Aus ihrer unterschiedlichen Pharmakologie und Darreichungsform ergeben sich jedoch Vorteile bei der Anwendung von Oseltamivir, die sich u. a. in der Studienlage und bei den Verordnungen widerspiegeln – es ist der aktuell am häufigsten eingesetzte Neuraminidase-Inhibitor [15].

Zanamivir muss über eine spezielle Applikationshilfe inhaliert werden, weil seine orale Absorption < 2 % beträgt [15]. Dadurch ist die Wirkung auf den Respirationstrakt begrenzt; der überwiegende Teil der aufgenommenen Wirkstoffmenge bleibt im Oropharynx und ein geringerer Teil gelangt ins Bronchialsystem. Andere Hauptorte der Virusvermehrung wie das Mittelohr oder die Nasennebenhöhlen werden auf diese Weise nicht erreicht. Mit der ausbleibenden systemischen Wirkung können aber die Viren außerhalb des HNO-Bereichs bzw. Respirationstraktes nicht aufgehalten werden. Das kann besonders dann einen therapeutischen Nachteil bedeuten, wenn erst am Ende des therapeutischen Fensters oder sogar danach mit der Therapie begonnen werden sollte, weil dann die Virusvermehrung und -verbreitung im Körper schon sehr weit fortgeschritten ist. Ein Vorteil der lokal begrenzten Wirksamkeit besteht darin, die Dosis bei Patienten mit Störungen der Leber- oder Nierenfunktion nicht anpassen zu müssen. Zanamivir wird innerhalb von 1 – 2 Stunden absorbiert und nach 4 – 5 Stunden über die Nieren ausgeschieden. Ein anderer Nachteil der Inhalation ist praktischer Natur: Das kleine Inhalationsgerät muss vor der Anwendung zusammengesetzt werden. Mal abgesehen von Kindern ab 5 Jahren (ab diesem Alter wird Zanamivir gegeben), bei denen die Eltern helfen können, mussten wir feststellen, dass Patienten im Sudden Onset und gerade alte Menschen damit Schwierigkeiten haben.

Oseltamivir wird rasch gastrointestinal resorbiert und erreicht eine systemische Bioverfügbarkeit von ca. 80%. Die Resorption wird durch gleichzeitige Nahrungsaufnahme nicht beeinflusst. Oseltamivir wird als Prodrug oral (als Kapsel oder Suspension) eingenommen und von hepatischen Esterasen nahezu vollständig in das aktive Oseltamivir-Carboxylat umgewandelt. Bereits 30 Minuten nach der Einnahme sind Plasmakonzentrationen nachweisbar und der Spitzenspiegel wird nach maximal 4 Stunden erreicht. Über den Blutkreislauf erreicht der Wirkstoff alle Organe und bildet dort ausreichende und konstante Wirkspiegel, womit auch die Möglichkeit gegeben ist, vor der endothelialen Virusausbreitung zu schützen. Die wirksame Plasmakonzentration bleibt vor der renalen Ausscheidung für etwa 6–10 Stunden im Körper erhalten; daher genügt eine Gabe 2-mal am Tag. Während bei älteren Patienten keine Dosisanpassung erforderlich ist, muss sie bei Patienten mit verminderter Nierenfunktion (Kreatinin-Clearance < 30 ml/min) erfolgen. Kinder können Oseltamivir ab einem Alter von einem Jahr bekommen, im Pandemiefall auch Säuglinge jünger als ein Jahr. Für sie und alle Patienten, für die eine Kapseleinnahme schwierig ist, steht eine trinkbare Suspension zur Verfügung. Außerdem sind kleinere Kapseln für Kinder zugelassen, die statt **75 mg nur 30 oder 45 mg** Wirkstoff enthalten. Sollte die Kapseleinnahme nicht möglich und in dem Moment keine Suspension verfügbar sein, kann auch aus den Kapseln ein entsprechend dosiertes Gemisch hergestellt werden. Diese geringeren Wirkstärken können ebenso wie die Suspension gewichtsabhängig gegeben werden. Bei Kleinkindern konnte gezeigt werden, dass unter Oseltamivir das Risiko von Sekundärkomplikationen wie Otitis media gesenkt wird und die Gabe von Antibiotika weniger häufig nötig ist [16]. In Tabelle 12.**2** sind die Therapieempfehlungen zusammengefasst (Tab. 12.**2**).

12.1.1.2 Unerwünschte Nebenwirkungen

Beide Neuraminidase-Inhibitoren werden von den Patienten allgemein sehr gut vertragen. Mit einer Häufigkeit von 2–10% und meist zu Beginn der Behandlung kann es zu Übelkeit und Erbrechen kommen [6], was vor allem bei Kindern auch eine häufige Begleiterscheinung (bis zu 40%) der Erkrankung selbst ist. Das sind unter Oseltamivir-Therapie meistens einmalige Ereignisse, die auch durch die Einnahme zu den Mahlzeiten vermieden werden können [15]. Oseltamivir kann in seltenen Fällen (< 1%) schwere Nebenwirkungen wie Leberfunktionsstörungen einschließlich Hepatitis hervorrufen und bei der Inhalation von Zanamivir besteht für Asthma- und COPD-Patienten ein gewisses Risiko (< 1,5%) für Bronchospasmen. Außerdem können gelegentlich

Tabelle 12.**2** Empfehlungen für die NI-Therapie (nach [2]).

NI	Anwendung	Dosis	Anmerkung
Zanamivir (Pulver zur Inhalation)	ab 5 Jahre	2 × tägl. 2 × 5 mg	Inhalative Brochodila-tatoren (bei Dauerthera-pie) sollten vor dem NI eingenommen werden
Oseltamivir (Kapsel oder Suspension)	ab 1 Jahr	≤ 15 kg KG: 2 × tägl. 30 mg, > 15 – 23 kg KG: 2 × tägl. 45 mg, > 23 – 40 kg KG: 2 × tägl. 60 mg, > 40 kg KG: 2 × tägl. 75 mg	Kapseln dürfen nicht zerbrochen und nicht gekaut werden. Dosisanpassung bei Kreatin-Clearance 10 – 30 ml/min auf 1 × 75 mg/T

unter Zanamivir asthmaartige Anfälle und reversible Verschlechterungen der Lungenfunktion möglich sein.

Besorgniserregend waren die Berichte während der Influenzasaison 2005/2006 über Fälle von schweren neuropsychiatrischen Nebenwirkungen in Zusammenhang mit der Einnahme von Oseltamivir. Bei der US-amerikanischen Gesundheitsbehörde (Food and Drug Administration, FDA) wurden durch die pädiatrische Anwendung von Oseltamivir insgesamt 32 Verdachtsfälle auf unerwünschte Arzneimittelnebenwirkungen mit neuropsychiatrischen Komplikationen registriert (Deutsches Ärzteblatt, 18. 11. 2005). 31 dieser Verdachtsfälle wurden aus Japan gemeldet, wo das Medikament seit der Zulassung im Jahr 2000 über 11 Millionen Mal Kindern und Jugendlichen verschrieben wurde. Bisher konnte kein ursächlicher Zusammenhang nachgewiesen werden und andere Ursachen sind nicht ausgeschlossen. Als Möglichkeit wurde diskutiert, dass der NI auch über die Hemmung von Enzymen des körpereigenen Sialinsäure-Stoffwechsels diese Nebenwirkungen verursacht. Aber selbst in Konzentrationen, die 1000-mal oberhalb der therapeutischen lagen, konnte dieser Effekt kaum nachgewiesen werden [17].

Nach Angaben der FDA wurden bereits seit Mitte der 1990er-Jahre, also vor der Einführung der Neuraminidase-Inhibitoren, in der pädiatrischen Literatur vermehrt über influenzaassoziierte Enzephalitis besonders in Japan berichtet. Bei der Ursachenaufklärung sollten auch Komplikationen wie beispielsweise das Reye-Syndrom bedacht werden, bei dem ZNS-Symptome auftreten können (vgl. 9.5.3 Kinder).

12.1.1.3 Resistenzen

Mutationen sind ein ubiquitäres biologisches Überlebensprinzip. Deshalb entsteht auch bei der Anwendung aller Substanzen, die gegen Viren oder Bakterien eingesetzt werden, ein Selektionsdruck für Mutationen, durch die sich der Erreger der Arzneimittelwirkung entziehen kann. Beim Influenzavirus betreffen die dauerhaften genetischen Veränderungen das enzymatisch aktive Zentrum der Neuraminidase, sodass der Neuraminidase-Inhibitor dort nicht mehr binden kann. Bei der weiteren Virusreplikation kann die Mutation weitergegeben und durch Ansteckung verbreitet werden. Doch offensichtlich verlieren die bisher untersuchten Virusmutanten ihre biologische Fitness und sind damit weniger infektiös und pathogen als der Wildtyp [18]. Die bisher ermittelte Inzidenz für Resistenzen gegen Oseltamivir beträgt 0,33% bei Erwachsenen und 4% bei Kindern. Das ist absolut betrachtet eine sehr geringe Mutationshäufigkeit. Auch in Relation zur Anzahl der Patienten, die das Virustatikum bisher eingenommen haben (nach Herstellerangaben weltweit etwa 65 Millionen, Stand 2009), und im Vergleich zur Resistenzproblematik bei Antibiotika handelt es sich um eine extrem geringe Inzidenz.

Es wird vermutet, dass zu den wesentlich häufigeren Resistenzfällen bei Kindern deren unreifes Immunsystem und die längere Krankheitsdauer mit höheren Virustitern und längerer Virusfreisetzung beiträgt [15]. In einer japanischen Studie wurden 50 Kinder (11 Monate bis 14 Jahre) mit einer H3N2-Infektion mit Oseltamivir behandelt und bei 9 von ihnen (18%) traten entsprechende Resistenzen auf. Die Autoren bemerken, dass zu dieser Resistenzentwicklung u. a. die in Japan zugelassene geringe NI-Dosis (**4 mg/kg KG/Tag**) beigetragen haben könnte [19]. Bei dieser Wirkstoffmenge hat das Virus die Chance zu weiteren Replikationszyklen, wodurch eine Resistenzentwicklung wahrscheinlicher wird.

Aber auch gegenüber Zanamivir kann die Empfindlichkeit von Influenzaviren herabgesetzt sein. So erhielt das WHO Collaborating Center in Melbourne, Australien, 2 Stämme des Virus A(H1N1), die einen 250-fach erhöhten IC_{50}-Wert (nötige Konzentration eines Inhibitors, um eine Zielstruktur *in vitro* zu 50% zu blockieren) für Zanamivir aufwiesen, während bei diesen Stämmen die Suszeptibilität gegenüber Oseltamivir unverändert war [20]. In Australien und Südostasien waren zwischen 2006 und 2008 unter 391 A/H1N1-Isolaten 2,3% mit einer bisher nicht beschriebenen Mutation (Gln136Lys), wodurch die Empfindlichkeit für Zanamivir und Peramivir reduziert war [21].

Das Auftreten von Resistenzen muss sehr wachsam beobachtet werden. Zu diesem Zweck registriert das Neuraminidase Inhibitor Susceptibility Network (NISN) weltweit alle bei der Therapie mit Neuraminidase-Inhibitoren auftretenden Resistenzen. In Deutschland gibt es für die Jahre 2002 – 2007 zwar in Isolaten von Influenza-A-Viren eine hohe Inzidenz für Resistenzen gegenüber Adamantanen, aber keine hinsichtlich der Neuraminidase-Inhibitoren [22]. Von der Saison 2008/2009 konnte man lernen, wie spontan, unabhängig von jeglicher Therapie Influenzaviren mutieren können, wie schnell sich diese Variante während einer Epidemie verbreitet und welche regionalen Unterschiede dabei auftreten. In Nordamerika hat sich eine Oseltamivir-resistente Form des dort vorherrschenden A/H1N1 enorm verbreitet, während diese Mutation in Europa nur in Einzelfälle auftrat und das empfindliche A/H3N2-Virus dominierte. In den USA schien sich eine fast vollständige Resistenz entwickelt zu haben. Doch der genauere Blick auf die Zahlen zeigt, dass für die Beurteilung von einem Teil auf das Ganze geschlossen wurde: Bis Ende Februar 2009 hatte das CDC 115 000 respiratorische Proben untersucht, in denen 10 % Influenzaviren nachgewiesen wurden. In dieser Menge waren 9000 Typ-A-Viren. Zwar machte H1N1 davon ein Drittel aus, aber bei zwei Dritteln der A-Viren war der Subtyp unbekannt [23]. Die CDC-Bewertung einer fast 100-prozentigen Resistenz gegen Oseltamivir ist daher kritisch zu betrachten, auch, weil sie sicherlich in vielen Fällen dazu geführt hat, die möglicherweise doch wirksame Therapie nicht einzuleiten.

12.2 Anwendung von Antibiotika

Hinsichtlich der antibiotischen Behandlung akuter respiratorischer Erkrankungen haben wir es mit mehreren Problemen zu tun. Eines der drängendsten ist die unkritische Verschreibung der bakteriostatischen oder bakteriziden Medikamente – frei nach dem Prinzip *„Hauptsache ein Rezept"*. Obwohl 90 % der ARE viralen Ursprungs sind, werden exzessiv Antibiotika verschrieben. Von diesen Antibiotikaverordnungen ist immer noch ein hoher Anteil nicht indiziert, weil keine bakterielle Genese vorhanden ist. So zeigte eine kanadische Studie, dass bei 512 Patienten, die aufgrund eines positiven Influenzatests stationär aufgenommen wurden, 84 % zum Zeitpunkt der Aufnahme bzw. Diagnose mit Antibiotika behandelt wurden [11]. Das entspricht genau unseren Erfahrungen bei Patienten, die außerhalb unserer Praxis vorbehandelt werden. Diese nicht überprüfte Indikationsstellung ist ein ganz wesentlicher Faktor für die Zunahme von Resistenzen bei bedeutenden pathogenen Keimen. Vor 2 Jahren gelang es, den ursächlichen Zusammenhang von Antibiotikagabe und -resistenz zu belegen [24]. Im Vergleich zu Placebo erhöhten die Makrolide Azithromycin und Clarithromycin den Anteil resistenter Streptokokken. Die Medikamente wurden einmal gegeben und der Resistenzeffekt blieb noch mehr als 180 Tage danach bestehen. Damit entsteht in den natürlich in der Mundflora vorkommenden, in diesem Fall nicht pathogenen Streptokokken ein mögliches Resistenzreservoir für potenziell krankheitserregende Bakterien.

Zu den nahezu global verteilten und hohen Resistenzraten verschiedener Bakterien tragen neben der falschen Indikation auch Unterdosierungen bei, die eine nicht ausreichende Wirkstoffkonzentration in der Lunge ergeben. Bereits Paul Ehrlich (Lancet 1913) forderte in seiner Tarragona-Strategie zum Vorgehen bei Sepsis „hit hard and early" – das Prinzip sollte auch in der ambulanten Antibiotikatherapie angewendet werden. Außerdem brechen Patienten die Therapie vorzeitig ab oder die Compliance insgesamt ist nicht ausreichend.

Im Zusammenhang mit der Influenza gravierend sind die ebenfalls weltweiten Resistenzzunahmen bei Streptococcus pneumoniae oder Haemophilus influenzae. Zum Beispiel ist Ersterer gegenüber Clarithromycin zu 34,1 % und gegenüber Penicillin zu 22,1 % unempfindlich [25]. Die beiden Bakterienarten gehören zu den häufigsten Auslösern ambulant erworbener Pneumonien.

Das weist auf ein anderes Problem hin, nämlich auf die Notwendigkeit, influenzabedingte Sekundärinfektionen initial effektiv zu behandeln. In der Praxis werden wir mit der weltweit häufigsten Infektionskrankheit, der ambulant erworbenen Pneumonie, konfrontiert. Gerade bei Patienten über 65 Jahren ist die primäre Antibiotikatherapie lebenswichtig, die daher sofort und in adäquat hohen Dosierungen eingeleitet werden muss. Dann ist es möglich, die Letalität zu reduzieren und die Krankheitsdauer entscheidend zu verkürzen. Doch dafür ist die Auswahl des schlagkräftigsten Antibiotikums wichtig. Bei entsprechendem Verdacht veranlassen wir deswegen gleich die mikrobiologische Diagnostik. Da wir bei der Schnelltestbestätigung die Influenzainfektion sofort antiviral behandeln, gewinnen wir 2 Tage bis zum Ergebnis des Antibiogramms, in denen das Virusstatikum die Epithelschädigung und damit das Risiko der schnellen Bakterienausbreitung begrenzt. Den Effekt beobachten wir kontinuierlich mit der CRP-Bestimmung.

Jede Saison muss das aktuell bestehende Bakterienmuster konsiliarisch mit dem Bakteriologen bestimmt werden, um die Therapie zu adaptieren. Zurzeit sehr häufig sind Staphylococcus aureus und Haemophilus parainfluenzae, die oft gemeinsam auftreten. Gegen die Erreger Haemophilus influenzae/parainfluenzae, Pneumokokken und Meningokokken können als Alternative zu Fluorchinolonen Cephalosporine der dritten Generation eingesetzt werden. Cefpodoxim hat hier eine Sonderstellung, da es als einziges dieser neueren Cephalosporine gleichzeitig auch gegen S. aureus wirksam ist. Sind die Patienten klinisch schwer erkrankt mit hohen Entzündungsparametern, sollte die Kombination von Cefpodoxim und Ciprofloxacin bevorzugt werden, da dadurch die verschiedenen Wirkmechanismen genutzt werden können. Wenn es sich jedoch um eine reine S.-areus-Infektion handelt, sind die Cephalosporine der ersten und zweiten Generation effektiver. Wie schon vorher das Cefuroxim ist nun auch Cefpodoxim als Saft verfügbar – die Darreichungsform erleichtert besonders die Behandlung von Kindern.

Ein Fall in unserer Praxis zeigt, dass es auch bei einer bakteriellen Doppelinfektion zu einem foudroyanten Geschehen im Sinne eines Zytokinsturms kommen kann. Bei der Patientin mit negativem Grippe-Schnelltest verschlechterte sich der klinische Zustand innerhalb von 24 Stunden dramatisch: Der CRP-Wert stieg von 0,5 auf 29 mg/dl, Fibrinogen nahm von 400 auf 780 mg/dl zu und der SpO_2 lag bei < 92. Wir haben sofort mit Ciprofloxacin und gleichzeitig Moxifloxacin behandelt, um keine Lücke für gefährliche Keime entstehen zu lassen. Die bakteriologischen Ergebnisse ergaben Neisseria meningitis und Staphylococcus aureus. Die parallele antibiotische Behandlung mit zusätzlicher Sauerstoffzufuhr hat die Patientin vor einem dramatischen Ausgang ihrer Infektion bewahrt.

Die Indikation zur antibiotischen Therapie bei Influenza kann gegeben sein, wenn folgende klinische Befunde und Bedingungen bestehen:
- Neuraminidase-Hemmer wurden zu spät oder gar nicht gegeben
- Fieber über 39 °C nach mehr als 3 Krankheitstagen
- stark erhöhter Leukozytenwert (> 7500/µl), hohes CRP (3,5 mg/dl)
- deutliche Zunahme der Expektorationsmenge und eindeutige Purulenz nach mehr als 7 – 10 Krankheitstagen
- COPD-Patienten mit Bronchitis, progredienter Dyspnoe und Veränderung der Sputummenge oder -qualität
- relevante Immunsuppression (z. B. mehr als **30 mg** Prednisolonäquivalent täglich)

In diesen Situationen sind zumindest eine relativ hohe Wahrscheinlichkeit für eine bakterielle Superinfektion und ein relevantes Risiko für die Entwicklung einer schwerwiegenden Gesundheitsstörung vorhanden und der Einsatz potenter Antibiotika gerechtfertigt. Stellt man allerdings fest, dass die Werte für Leukozyten und CRP unterhalb der Schwellenwerte liegen, bedeutet das im Umkehrschluss, zunächst auf die Antibiose zu verzichten. Stattdessen sollte der Patient 2 Tage später zur Kontrolle kommen. So erspart man ihm einen unnützen Therapieversuch und verringert mögliche Resistenzentwicklungen. Zur Differenzierung in virale oder bakterielle Infektion wird seit einiger Zeit der Procalcitonin-Test propagiert. Unserer Erfahrung nach ist aber die Kontrolle des humoralen Inflammationsstatus (C-reaktives Protein als Antwort auf virale Prozesse, Fibrinogen als bakteriell bedingte Komponente) dieser Methode überlegen, weil die pathophysiologisch wichtige Zeitkomponente genauer nachvollzogen werden kann.

Mögliche schwere individuelle Nebenwirkungen der Antibiotikabehandlung wie allergische Reaktionen, antibiotikaassoziierte Diarrhö oder Schleimhaut-Candidosen sind Kontraindikationen. Zur Linderung antibiotikabedingter Diarrhö s. u.

12.3   Symptomatische und supportive Therapie

Bei einer Infektionskrankheit wie der Influenza, die den Körper des Erkrankten stark schwächt, müssen auch Ratschläge erteilt werden, die im Vergleich zu den hoch spezialisierten kausalen Medikamenten bisweilen unmodern wirken können. Sie sind aber nicht weniger ernst zu nehmen, da sie zur Symptomlinderung beitragen und die Regeneration fördern.

- Eine der ersten Empfehlungen ist körperliche Schonung. In den ersten Tagen, besonders bei hohem Fieber, kann zu strikter Bettruhe geraten werden, besser ist jedoch die „aktive" Bettruhe: Indem der Patient zwischendurch immer wieder kurz aufsteht, wird eine Kreislaufschwäche vermieden.
- Das Fieber lässt sich durch Wadenwickel und Gabe von Antipyretika kontrollieren.
- Weil Fieber ohnehin zu Elektrolytverlust führt und meist bei starker Schwäche zu wenig getrunken wird, muss wegen der Gefahr der Exsikkose mit zähem Schleim, Bronchienverlegung und möglicher Atelektase sehr eindringlich auf ausreichende Flüssigkeitszufuhr aufmerksam gemacht werden. Unter Umständen kann, wie sonst bei Durchfallerkrankungen, ein Elektrolyt-Glukose-Präparat hilfreich sein.
- Ist der Patient immobil oder hat er ein erhöhtes Thromboembolierisiko, sollte er wegen der influenzabedingten eingeschränkten Gerinnung (Hyperkoagulabilität) subkutan heparinisiert werden.
- Bei starkem Hustenreiz kann ein Dihydrocodein-Präparat notwendig werden.
- Da ein gestärktes Immunsystem schneller reagieren kann, sollte stets auf eine ausgewogene Ernährung geachtet werden (regelmäßig Gemüse, grüne Salate, Obst). Zink, Selen und Eisen unterstützen ebenfalls den Körper, deshalb sollte auf regelmäßige Mahlzeiten mit Fleisch geachtet werden. Die Mineralstoffe sind in Fleisch physiologisch optimal vorhanden und wesentlich einfacher aufzunehmen als aus Pflanzen.

- Probiotika (verschiedene Lactobazillus- und Bifidobakterium-Arten sowie Saccharomyces boulardii, als Zubereitung in fermentierter Milch oder als Kapsel) können Diarrhöen infolge einer Antibiotikabehandlung reduzieren und daher in diesen Situationen empfohlen werden [26]. Darüber hinaus haben sie das Potenzial, das Immunsystem allgemein zu unterstützen. Beispielsweise bewirken sie einen Anstieg der IL-2-Rezeptor-tragenden T-Helferzellen und die Abnahme der intrazellulären Adhäsionsmoleküle ICAM-1, die bei Stress und viralen Infektionen verstärkt vorhanden sind. Studien belegen die Verkürzung und Symptomlinderung bei Infektionen der oberen Atemwege über die Stimulierung des intestinalen Immunsystems [27].
- Mit Dampfinhalationen können Patienten die Symptome der oberen Luftwege lindern.
- Zur Steigerung der mukoziliären Clearance kann hingegen die Inhalation mit hypertoner NaCl-Lösung empfohlen werden. Bei Schnupfen/nasaler Kongestion werden abschwellende Nasensprays (z. B. Oxymetazolin, Xylometazolin) eingesetzt. Diese sollten nicht länger als 1 Woche verwendet werden, um einer Austrocknung der Schleimhäute vorzubeugen.

Mit gesunder Ernährung, Bewegung oder z. B. auch Saunabesuchen lässt sich zwar in gewissem Umfang das unspezifische Immunsystem unterstützen; unsere klinischen Erfahrungen bestätigen das. Aber es ist bei ernsthaften Infektionskrankheiten wie der Influenza grundsätzlich gefährlich, sich auf solche supportiven Maßnahmen und/oder z. B. die Einnahme von Immunstimulanzien oder Vitaminen verlassen. Auf keinen Fall darf auf dieser Grundlage auf Schutzimpfungen verzichtet werden.

Hilfreich ist es auch, öfter die Hände zu waschen. Saubere Hände und insgesamt mehr Aufmerksamkeit für *Hygiene* wären sicher wirksame Beiträge, um die extensive Verschreibung von Antibiotika (gerade mit breitem Wirkspektrum) wieder auf das medizinisch notwendige Maß zu reduzieren.

Rauchen bedeutet ein höheres Risiko für schwerere Krankheitsverläufe und Komplikationen. Es kann zu übersteigerten Immunreaktionen mit starker Inflammationen kommen, in deren Folge Lungenbläschen zerstört werden können.

Literatur

1 Nager F. Vom Zwiespalt des Arztseins. Ärzte Zeitung 6.12.2002
2 Wutzler P et al. Antivirale Therapie und Prophylaxe der Influenza. Empfeh-lungen der Konsensuskonferenz der Paul-Ehrlich-Gesellschaft für Chemo-therapie e.V. (PEG) und der Deutschen Vereinigung zur Bekämpfung der Viruskrankheiten e.V. (DVV). Chemother J 2003; 12: 1 – 3
3 CDC Health Alert. CDC recommends against the use of amantadin and ri-mantadin for the treatment or prophylaxis of influenza in the United States during the 2005 – 06 Influenza Season. Health Alert Network Janu-ary 14, 2006
4 Matrosovich NA et al. Neuraminidase is important for the initiation of in-fluenza virus infection in human airway epithelium. J Virol 2004; 78: 1266 – 1267
5 Hayden FG et al. Use of the oral neuraminidase inhibitor oseltamivir in ex-perimental human influenza: randomized controlled trials for prevention and treatment. JAMA 1999; 282: 1240 – 1246
6 Moscona A. Neuraminidase Inhibitors for influenza. N Engl J Med 2005; 353: 1363 – 1373
7 Whitley R et al. Early Oseltamivir Initiation Produces Marked Reduction in Illness Duration, Symptom Severity and Secondary Complications in Chil-dren With Influenza. Abstract O98, Conference "Options for the Control of Influenza VI", Toronto, Canada, 2007
8 Vogel GE et al. "Salvarsan then – Sialidase inhibitors now" – both chemo-therapeutics. Poster World Conference on Dosing of Antiinfectives, Nürn-berg, Germany 2004
9 Patrick HP et al. Study of the impact of oseltamivir on the risk for pneumo-nia and other outcomes of influenza, 2000 – 2005. Medscape J Med. 2008; 10: 131
10 Kaiser L et al. Impact of oseltamivir treatment on influenza-related lower respiratory tract complications and hospitalisations. Arch Intern Med 2003; 163: 1667 – 1672
11 McGeer A et al. Toronto Invasive Bacterial Diseases Network (TIBDN). Out-comes of Influenza Requiring Hospital Admission in Ontario, Canada: Two Years of Surveillance. InterScience Conference on Antimicrobial Agents and Chemotherapy (ICAAC) 2006
12 McGeer A et al. Antiviral therapy and outcomes of influenza requiring hos-pitalization in Ontario, Canada. Clin Infect Dis 2007; 45: 1568 – 1575
13 Lee N et al. Outcomes of adults hospitalised with influenza 2007 – 2008. Poster, Interscience Conference on Antimicrobial Agents and Chemothera-py (ICAAC) 2009. Abstract V-1074 k, 9/13/2009

[14] Cooper NJ et al. Effectiveness of neuraminidase inhibitor in treatment and prevention of influenza A and B: systematic review and meta-analyses of randomised controlled trials. BMJ 2003; 326: 1235

[15] Oxford JS. Antivirals for the treatment and prevention of epidemic and pandemic influenza. Influenza 2007; 1: 27–34

[16] Whitley RJ et al. Oral oseltamivir treatment of influenza in children. Pediatr Infect Dis J 2001; 20(2): 127–133

[17] Hata KK et al. Limited inhibitory effects of oseltamivir and zanamivir on sialidases. Antimicrob Agents Chemother 2008; 52: 3484–3491

[18] Mc Geer A. Inter-pandemic insights into antiviral treatment and prophylaxis. Satellite symposium, Conference "Options for the Control of Influenza VI", Toronto, Canada, 2007

[19] Kiso M et al. Resistant influenza A virus in children treated with oseltamivir: descriptive study. Lancet 2004; 364: 759–765

[20] Hurt AC et al. Novel Mutations in the "150-Cavity" of N1 Neuraminidase Confer Reduced Sensitivity to the Neuraminidase Inhibitors. Abstract O67, Conference "Options for the Control of Influenza VI", Toronto, Canada, 2007

[21] Hurt AC et al. Zanamivir-resistant influenza viruses with a novel neuraminidase mutation. J Virol 2009; 83: 10366–103773

[22] Duwe S et al. High Incidence of Adamantane Resistence, But No Evidence of Neuraminidase Inhibitor Resistant Influenza A Viruses Isolated in Germany from 2002 To 2007. Poster P929, Conference "Options for the Control of Influenza VI", Toronto, Canada, 2007

[23] CDC FluView. A Weekly Influenza Surveillance Report Prepared by the Influenza Division. 2008–2009 Influenza Season, Week 7 ending February 21, 2009

[24] Malhotra-Kumar S et al. Effect of azithromycin and clarithromycin therapy on pharyngeal carriage of macrolid-resistent streptococci in healthy volunteers: a randomised, double-blinded, placebo-controlled study. Lancet 2007; 369: 482

[25] Morrissey I et al. TARGETed surveillance: susceptibility of Streptococcus pneumoniae isolated from community-acquired respiratory tract infections in 2003 to fluorchinolones and other agents. Int J Antimicrob Agents 2007; 30: 345–351

[26] D'Souza AL et al. Probiotics in prevention of antibiotic associated diarrhoea: meta-analysis. BMJ 2002; 324: 1361

[27] Meurer S. Probiotika in Prophylaxe und Therapie. Thieme-Refresher Ernährungsmedizin 2006: 1–19

13 Pandemie

Alle Experten waren sich einig: Das Auftreten einer neuen Influenza-Pandemie war nur eine Frage der Zeit. Doch Peter Paleses Aussage von 2006, dass nicht vorhersagbar ist, welcher Virussubtyp die nächste Pandemie beim Menschen auslösen wird, wo er seinen Ursprung haben wird und zu welcher Zeit dieses Ereignis eintritt, sollte sich bestätigen [1]. Während im März 2009 noch über das Pandemiepotenzial des Vogelgrippevirus (A/H5N1) spekuliert wurde, berichteten die Medien einen Monat später über eine neuartige humane Grippevariante, die sich besorgniserregend schnell in Mexiko verbreitete. Zeitgleich wurden einzelne Infektionen mit diesem bisher unbekannten Virussubtyp aus den USA bekannt. Während in Mexiko wegen der Nähe zu Schweinzucht- und Schweinemastbetrieben dort der Ursprung des Virus vermutet wurde, hatten alle Infizierten in Nordamerika keinen Kontakt zu Schweinen. Dennoch bekam die neuartige Influenza den irreführenden Stempel „Schweinegrippe" aufgedrückt.

Das neue Influenzavirus wurde erstmals im April 2009 in den USA als A/California/04/2009(H1N1) typisiert (Abb. 13.**1**).

Es ist eine genetische Chimäre, denn sein Erbmaterial enthält Sequenzen unterschiedlicher Influenzaviren, die ursprünglich Vögel, Schweine und Menschen infiziert haben (Abb. 13.**2**).

Charles Weissmann, The Scripps Research Institute, USA, sagte im Jahre 2005: „Viren sind immer und überall", und durch die Massentierhaltung finden laufend wechselseitige interartliche Infektionen statt. Dass Schweine nun als virologische „Mischgefäße" dienten, ist sehr plausibel, denn die Tiere besitzen Rezeptoren sowohl für aviäre als auch für humane Influenzaviren. Der Prozess des Reassortments hat dann die Voraussetzung für die leichte Mensch-zu-Mensch-Übertragung geschaffen. Damit ist der neue A/H1N1-Subtyp nicht die Ursache einer „Schweinegrippe", sondern zu einem reinen humanen Infektionsauslöser geworden. Ob die A/H1N1-2009-Welle in Mexiko oder den USA ihren Ursprung hatte, ist von sekundärem Interesse. Offensichtlich kamen in Mexiko infrastrukturelle, wirtschaftliche, hygienische und soziale Faktoren zusammen, die die Ausbreitung beschleunigten. Im Zuge des weltweiten Flugverkehrs war dann von einer globalen Verbreitung auszugehen. Als Anfang Juni 2009 in 74 Ländern 30 000 Infizierte und 150 Tote auf

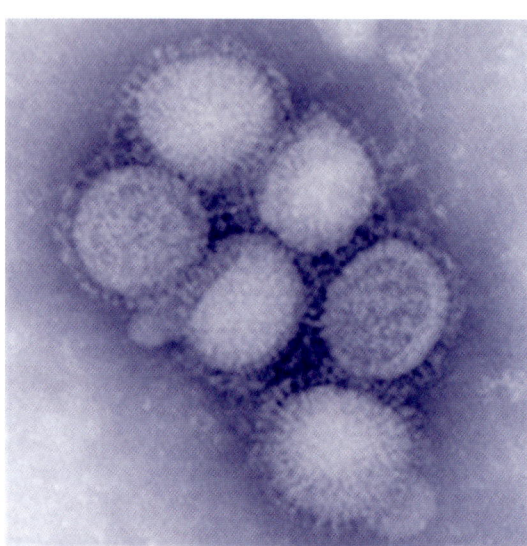

Abb. 13.**1** Elektronen-mikroskopische Aufnahme von A/H1N1-2009 (Quelle: CDC).

2 Kontinenten registriert waren, sah sich die WHO am 11.6.2009 veranlasst, die neuartige Grippeepidemie zur Pandemie zu erklären.

Jetzt, Anfang 2010, ist zwar ungewiss, ob noch eine 2. Welle mit A/H1N1-2009-Infektionen bevorsteht und ob es sich dann um eine veränderte Virus-variante handelt. Nach dem bisherigen Verlauf erwies sich die Pandemie als weniger folgenschwer als mittelschwere saisonale Epidemien. Ein paar Zahlen zum Vergleich: Bis Anfang September 2009 gab es weltweit etwas über 200 000 laborbestätigte A/H1N1-2009-Infektionen [2]. Selbst wenn wegen der meist milden Krankheitsverläufe, fehlender Testung und Registrierung eine hohe Dunkelziffer berücksichtigt wird, liegt die Erkrankungsrate sehr deutlich unter der globalen Anzahl von schweren saisonalen Influenzainfektionen (vgl. Kap. 2 Epidemiologie). Schätzungen des RKI zu Folge sollen sich in Deutschland bis Mitte Januar 2010 knapp 220 000 und damit weit weniger als 1 % der Bevölkerung mit dem neuen Virus infiziert haben. Bei saisonalen Grippewellen sind es dagegen ca. 5 – 10 % aller Erwachsenen und 20 – 30 % aller Kinder. Den von der WHO im Dezember 2009 geschätzten über 10 000 an der neuen Influenza gestorbenen Patienten stehen etwa 25 – 50-mal mehr To-desfälle aufgrund saisonaler Grippeepidemien gegenüber. Letztere ist mit einer durchschnittlichen Mortalitätsrate von 0,2 % verbunden, für die neuartige Influenza wurden 0,026 % (England) bzw. 0,048 % (USA) ermittelt [2, 3].

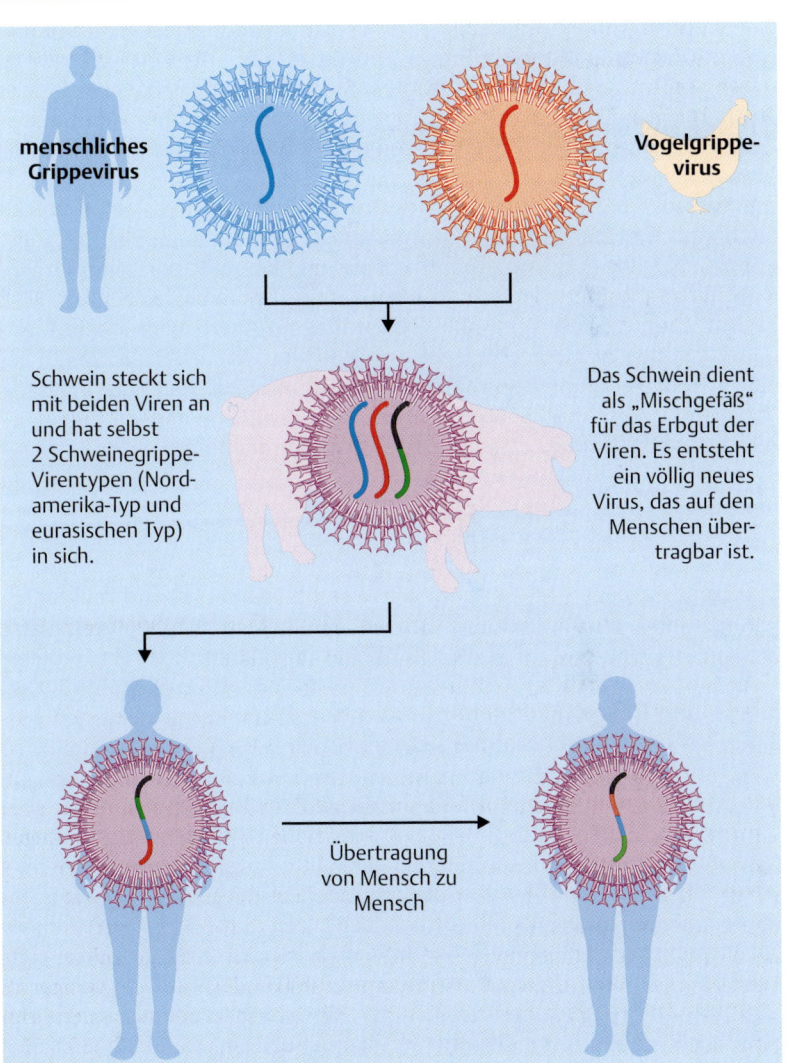

menschliches
Grippevirus

Vogelgrippe-
virus

Schwein steckt sich
mit beiden Viren an
und hat selbst
2 Schweinegrippe-
Virentypen (Nord-
amerika-Typ und
eurasischen Typ)
in sich.

Das Schwein dient
als „Mischgefäß"
für das Erbgut der
Viren. Es entsteht
ein völlig neues
Virus, das auf den
Menschen über-
tragbar ist.

Übertragung
von Mensch zu
Mensch

Abb. 13.**2**   Entstehung von A/H1N1-2009 durch Reassortment im „Mischgefäß" Schwein.

Vor diesem Hintergrund ist die A/H1N1-Pandemie zum jetzigen Zeitpunkt eine „Grippe zum Üben", wie die Wochenzeitung „Die Zeit" titelte. Das „Üben" scheint auch dringend geboten. Einerseits trugen sogenannte oder selbsternannte Experten mit überzogenen und/oder irreführenden Darstellungen zur allgemeinen Verunsicherung bei. Zusätzlich haben u. a. britische Mediziner einen ärztlichen Offenbarungseid geleistet, indem sie der Bevölkerung rieten, im Fall einer Infektion zu Hause zu bleiben und sich nur telefonisch vom Arzt beraten zu lassen. Andererseits bestätigten sich bekannte Prinzipien (frühe Diagnose, frühe Therapie) und Komplikationsfaktoren (Komorbiditäten, bakterielle Koinfektionen), ohne aber in ausreichendem Maß berücksichtigt zu werden. Guillermo Dominguez-Cherit vom Mexican National Institute of Medical Science and Nutrition, Mexico-Stadt, stellte auf einem Treffen der American Thoracic Society im Mai 2009 fest, dass die Reaktion auf den A/H1N1-2009-Ausbruch hätte schneller sein können, zumal bereits Ende Februar 2009 erste Fälle registriert worden sind.

13.1   Pathogenese und Klinik

Ein Virus, genauer gesagt ein spezieller Virussubtyp bzw. -stamm, muss 3 Kriterien erfüllen, um Auslöser einer Pandemie unter Menschen sein zu können:
1. Der Großteil der Menschheit hatte bisher noch keinen Kontakt zu dieser neuen Virusvariante.
2. Das Virus ist hoch pathogen.
3. Dieses Virus ist leicht von Mensch zu Mensch übertragbar.

Das aktuelle pandemische A/H1N1-Virus erfüllt die Kriterien 1 und 3 und es scheint sich leichter, d. h. schneller zu verbreiten als epidemische saisonale Grippeviren. Davon sind zu mehr als der Hälfte junge Menschen zwischen 10 und 40 Jahren, vor allem aber die unter 18-Jährigen betroffen. Die in Kapitel 7 erwähnten experimentell gewonnenen Daten zu den klimatisch optimalen Transmissionsbedingungen von Influenzaviren (5 °C, < 80 % relative Luftfeuchtigkeit) treffen offensichtlich nicht auf A/H1N1-2009 zu.

Influenzaviren binden grundsätzlich an Alpha-2-6-Rezeptoren, die auf den Schleimhäuten von Nase, Mundhöhle, Pharynx und Larynx vorkommen. Zusätzlich besetzt A/H1N1-2009 auch Alpha-2-3-Rezeptoren der Trachea, Bronchien und Bronchiolen, wo sie in größeren Konzentration, allerdings mit schwächerer Bindung als in den oberen Atemwegen, nachgewiesen wurden [4, 5]. Nach bisherigen Erkenntnissen scheint das neue Virus allein keine systemischen Erkrankungen auszulösen. Es wurde jedoch im Intestinaltrakt nachgewiesen [5], was mit der genetischen aviären Komponente zusammenhängen und für die im Vergleich zu saisonalen Epidemien häufigeren Symptome Erbrechen und Diarrhö verantwortlich sein könnte. Nach Angaben des CDC bekamen über 25% der US-Patienten eher gastrointestinale Symptome mit Erbrechen und Diarrhö. Bei fast allen Patienten traten Fieber und Husten sowie bei über der Hälfte auch Halsschmerzen auf [6]. Im Gegensatz zur saisonalen Grippe erkranken an der neuen Form nur wenige Patienten über 60 Jahre. Es wird angenommen, dass sie durch Kontakt zu den seit vielen Jahrzehnten kursierenden verwandten H1N1-Viren geschützt sind. Tatsächlich wurden bei über 60-Jährigen, die in den vorangegangenen 4 Jahren nicht gegen Influenza geimpft waren, zu 33% cross-reaktive Antikörper gegen A/H1N1-2009 festgestellt [7]. Allerdings steigt ab 70 Jahren das Risiko, an der neuen pandemischen Grippe zu sterben, stark an. Zu beachten ist, dass drei Viertel aller an dieser Infektion Gestorbenen an einer chronischen Erkrankung litten.

Grunderkrankungen haben sich in Zusammenhang mit A/H1N1-2009 laut CDC insgesamt als wichtigster Risikofaktor für Komplikationen herausgestellt. Bei Erwachsenen handelt es sich am häufigsten um Asthma, Diabetes, chronische Atemwegs- und Herzerkrankungen und Immunsuppression, aber auch Adipositas (BMI > 30). Bei Kindern waren es neben pulmonalen Erkrankungen neurologische und neuromuskoläre Störungen, Sichelzellenanämie und andere hämatologische Erkrankungen. Schwangere gehören wegen ihres supprimierten Immunsystems ebenfalls zur Risikogruppe für Komplikationen. Neben den Komorbiditäten spielen wie bei saisonalen Grippeepidemien auch Koinfektionen mit verschiedenen Bakterien eine wichtige Rolle. Bei A/H1N1-2009-Patienten wurden sehr oft Haemophilus influenzae, Streptococcus pneumoniae und RSV nachgewiesen, wobei die Streptokokken am häufigsten bei Patienten mit schweren Krankheitsverläufen vorkamen [8]. Wenn schwere Verläufe dokumentiert wurden, ist häufig über drastische Verschlechterungen der Lungenfunktion bis hin zur Notwendigkeit der Beatmung berichtet worden.

Dementsprechend hatten 75% der bis Mitte Januar 2010 von RKI registrierten 189 an A/H1N1-2009 gestorbenen Personen eine chronische Grunderkrankung. Ein Todesfall, der am Institut für Allgemeine Pathologie und Pathologische Anatomie, Technische Universität München (TUM), Direktor Prof. Dr. Heinz Höfler, untersucht worden ist, betraf einen immunsupprimierten Patienten. Der 64-jährige Mann hat sich wenige Tage nach erfolgter Stammzelltransplantation (Behandlung wegen Plasmozytom) im Krankenhaus mit dem Pandemie-Virus angesteckt und entwickelte nach Fieber und Husten eine Pneumonie. Der anfänglichen antibiotischen und antimykotischen Therapie folgte nach A/H1N1-2009-Nachweis (PCR) der Einsatz von Neuraminidase-Inhibitoren. Nach zunehmender Ateminsuffizienz mit Beatmung starb

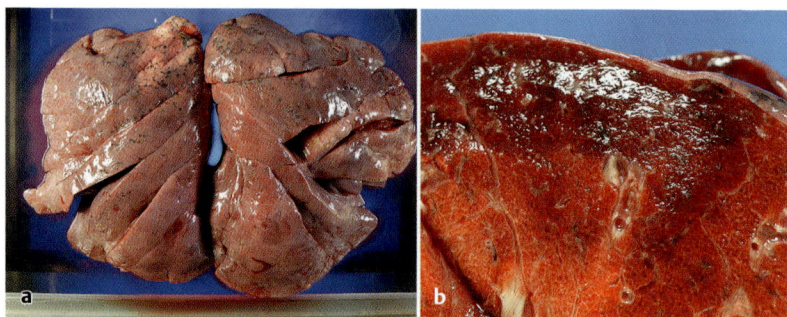

Abb. 13.**3a** und **b** Schweres, wässriges Lungenparenchym in der Übersicht (**a**), verfestigt dunkelrot im anatomischen Schnittpräparat (**b**) (Quelle: Abdruck mit freundlicher Genehmigung von Herrn Dr. R. Langer).

der Patient schließlich an Herz-Lungen-Versagen. Die virusbedingte Pneumonie führte zu hämorrhagischen und serös-fibrinösen Veränderungen mit u. a. hyalinen Membranen; im Lungengewebe wurden hohe Mengen der Virus-RNA nachgewiesen. Die folgenden Aufnahmen hat uns freundlicherweise Dr. Rupert Langer vom Institut für Pathologie der TUM zur Verfügung gestellt (Abb. 13.**3a,b**, 13.**4**).

In Bezug auf Pathogenität und Prognose ergeben sich mehr Gemeinsamkeiten als Unterschiede zur saisonalen Grippe. Daher gilt auch für A/H1N1-2009, dass, trotz der überwiegend leichten Ausprägung, die Erkrankung nicht auf die leichte Schulter genommen werden darf – immerhin sind nach der oben genannten Zahl 25 % ansonsten gesunde Menschen an der neuartigen Grippevariante gestorben. Denn genau wie im saisonal-epidemischen Fall wissen wir nicht, mit welchen Vorbedingungen der nächste Patient in der Praxis erscheint, welches Risiko für Komplikationen bestehen könnte. Der erste Fall von pandemischer Influenza in unserer Praxis zeigt exemplarisch den schmalen Grad zwischen noch ambulant kontrollierbaren Grippesymptomen und möglicherweise schweren pulmonalen Komplikationen; er wird hier zusammengefasst dargestellt.

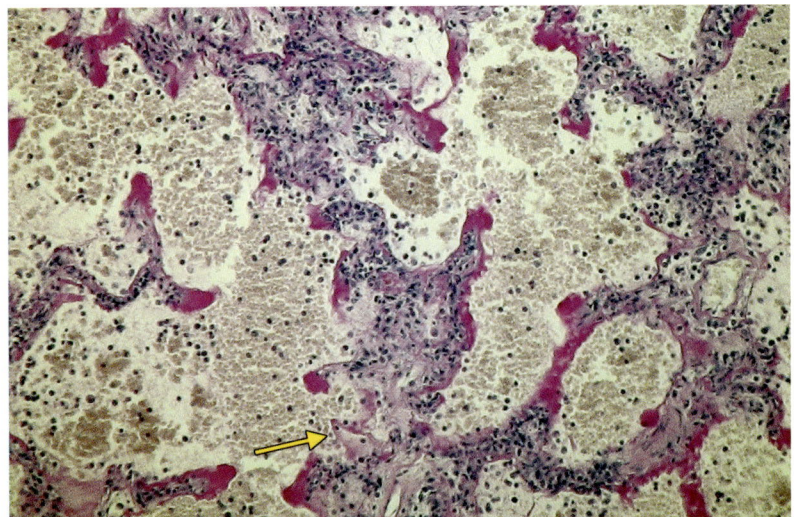

Abb. 13.**4** Histologischer Schnitt derselben Lunge mit hyalinen Membranen (ein Beispiel dafür mit Pfeil markiert) (Quelle: Abdruck mit freundlicher Genehmigung von Herrn Dr. R. Langer).

Kasuistik A/H1N1-2009

Der Patient P. E., 17 Jahre, männlich, ohne akute oder chronische Vorerkrankung, infizierte sich am 7.7.2009 auf einer Klassenfahrt in London. Ein Mitschüler war ebenfalls erkrankt und wurde vom Lehrer wegen der Schwere der Symptome in eine dortige Klinik gebracht. Der Schüler wurde mit Paracetamol wieder entlassen. Deshalb ging zunächst niemand von neuer Influenza aus. P. E. erlebte einen Sudden Onset mit typischen Symptomen (spontan einsetzende starke Schwäche, Kopf- und Gliederschmerzen, Fieber). Am 9.7. kam er zu uns in die Praxis. Das Fieber war auf 39,9 °C gestiegen und der sofort durchgeführte Grippe-Schnelltest war positiv; mit der PCR wurde dann der Verdacht auf A/H1N1-2009 bestätigt. *Laborwerte:* CRP 2,5 mg/dl; Fibrinogen 465 mg/dl; Leukozyten 7800; Fe^{++} erniedrigt.

Das Antibiogramm ergab eine mäßige Besiedlung mit Staphylococcus areus. Die wegen des starken Hustens angefertigte Röntgenaufnahme zeigte eine Peribronchitis mit Tram-Track-Zeichen. Durch die initial eingeleitete Therapie mit Oseltamivir **(2 × täglich 75 mg)** sank das Fieber innerhalb von 10 Stunden auf 37,4 °C, nach 5 Tagen waren alle Blutwerte normal und der Patient hatte wieder guten Appetit. Die Mutter des Patienten erhielt eine prophylaktische Gabe des Neuraminidase-Inhibitors.

Insgesamt haben wir in unserer Praxis bisher 25 Patienten mit pandemischer Influenza versorgt. Die Patientencharakteristika und Krankheitsverläufe entsprachen den allgemein berichteten Beobachtungen. Auch bei unseren Patienten handelte es sich überwiegend um junge Menschen (17–20 Jahre). Nur eine Patientin war älter als 65 Jahre und hatte mit schweren ausgeprägten Symptomen zu kämpfen. Sie konnte dennoch, wie unsere übrigen A/H1N1-2009-Patienten, rein ambulant behandelt werden. Neben den grippetypischen Symptomen fielen Übelkeit und häufig auch Bauchschmerzen auf. Bei der Mehrzahl der Fälle stellten wir Koinfektionen mit Haemophilus influenzae und Staphylococcus aureus fest, darunter waren 3 schwere Verläufe mit Lungenentzündung. Auffallend war der zeitliche Zusammenhang aus Oktoberfestbesuchen und Infektion.

13.2 Prophylaxe

Kernelement vorbeugender Maßnahmen sollte die Impfung sein. Mehrere Faktoren und Entwicklungen haben dieses Vorhaben vereitelt. Um möglichst schnell große Mengen an Impfdosen herstellen zu können, wurde die Hämagglutinin-Antigenmenge von 45 µg, die ein saisonaler trivalenter Grippeimpfstoff sonst enthält, auf 3,5 bzw. 7,5 µg verringert. Im Gegenzug, um eine ausreichende Immunantwort zu provozieren, enthalten 2 der pandemischen Impfstoffe Wirkverstärker. Der für den Einsatz in Deutschland hauptsächlich vorgesehene Impfstoff (Pandemrix, Hersteller: GlaxoSmithKline) wurde mit einem Adjuvans AS03 (Squalen, Polysorbat und Vitamin E) ausgerüstet, das in dieser Kombination in einem Impfstoff neu ist. Die Fragen zu möglichen Nebenwirkungen durch das Adjuvans wurden fachlich kontrovers geführt und die Unsicherheiten für die Bevölkerung nicht eindeutig geklärt. Hinzu kamen Nachrichten über verschiedene Nebenwirkungen und Todesfälle in zeitlichem Zusammenhang mit der Schutzimpfung, die man von der saisonalen Impfprophylaxe nicht kennt. Die resultierende allgemeine Skepsis wurde dann durch die Diskussion um den nicht adjuvantierten dritten Impfstoff und die offiziellen Stellungnahmen verstärkt. Die auch in Deutschland mehrheitlich milden Verläufe förderten nicht die Impfbereitschaft. Schließlich wurden die Impfdosen zu spät ausgeliefert, um den Zweck, die Virustransmission aufzuhalten, erfüllen zu können.

Wir haben uns früh entschieden, nicht gegen A/H1N1-2009 zu impfen, weil wir einerseits das Risiko-Nutzen-Verhältnis wegen des unbekannten Adjuvans negativ beurteilten und andererseits davon ausgehen konnten, Patienten schnell und effektiv behandeln zu können. In diesem Zusammenhang muss die Bedeutung der Impfung gegen saisonale Grippewellen betont werden. Bereits im Mai 2009 wurde über einen, wenn auch geringen Anstieg cross-reaktiver Antikörper gegen A/H1N1-2009 nach Impfung mit einer saisonalen trivalenten, inaktivierten Vakzine berichtet [7]. Die Autoren einer im Oktober veröffentlichten Fallkontrollstudie aus Mexiko stellten fest, dass die saisonale Impfung besonders vor schwerer pandemischer Erkrankung schützen kann [9]. Eine Auswertung von knapp 7000 Fällen pandemischer Influenza ergab ein um 35% verringertes Erkrankungsrisiko nach vorangegangener saisonaler Grippeimpfung [10]. Die Unsicherheiten und Skepsis gegenüber der Pandemieimpfung dürfen nicht zu einer Vernachlässigung der saisonalen Impfung führen, sie muss im Gegenteil mit gebotener Konsequenz erfolgen.

Die im Abschnitt 10.3 geschilderten Aspekte der Hygiene als vorbeugende Maßnahmen gelten selbstverständlich und mit deutlich größerer Bedeutung in Pandemiesituationen. Ein positiver Effekt der aktuellen Entwicklung ist die hoffentlich stärkere Sensibilisierung einer breiteren Öffentlichkeit für dieses Thema. Husten und Niesen in die Armbeuge, sogar das Tragen von Schutzmasken werden mittlerweile eher akzeptiert. Die Händedesinfektion ist wirksamer, flexibler durchzuführen, hautverträglicher, schneller und preiswerter als Händewaschen und deshalb eine sehr gute Alternative dazu (Axel Kramer, Pressemitteilung der Ernst-Moritz-Arndt-Universität Greifswald, 27.8.2009).

Eine Quarantäne ist unserer Meinung nach weniger geeignet als die umgehende medizinische Versorgung mit Schnelltestung von Personen mit Verdacht auf Infektion. Der Einsatz von Wärmebildkameras in Flugzeugen ist wegen der Inkubationszeit von 1–4, eventuell auch 7 Tagen nicht sinnvoll und dient eher der Öffentlichkeitsarbeit. Da bei Menschenansammlungen grundsätzlich mit Virusübertragungen gerechnet werden muss, sind z.B. Schulschließungen oder Absage von Großveranstaltungen im Sinne des öffentlichen Gesundheitsschutz ernsthaft zu erwägen. Um bei dem Beispiel Münchener Oktoberfest zu bleiben: Die Folgen bei einem aggressiven Pandemievirus wären vermutlich fatal.

Die antivirale Prophylaxe, die bereits in Abschnitt 10.2 beschrieben wurde, beschränkt sich auch bei der aktuellen Pandemie auf die Gabe von Neuraminidase-Inhibitoren. Die Postexpositionsprophylaxe soll entsprechend den WHO-Empfehlungen nicht generell eingesetzt werden, sondern auf Patienten mit einem höheren Risiko für influenzabedingte Komplikationen beschränkt werden [12]. Eine Langzeitprophylaxe kann aus betriebsärztlicher Sicht zur Aufrechterhaltung und Sicherung der öffentlichen Bereiche wichtig sein, blieb aber bisher glücklicherweise nur ein Aspekt der Planung.

13.3 Diagnose

Wegen der pathophysiologischen und klinischen Gemeinsamkeiten zur saisonalen Grippe ist zur Diagnose von A/H1N1-2009-Infektionen in gleicher Weise vorzugehen:

- Initiale klinische Beurteilung
- Grippe-Schnelltest
- Basislabor mit Verlaufskontrolle
- Labordiagnostik mit Antibiogramm

Die schnelle Diagnose ist wie bei der saisonalen Influenza entscheidend für Therapie und Krankheitsverlauf. Hier sei noch einmal auf die synergistischen Effekte von viraler und bakterieller Infektion hingewiesen (s. 8.1, Interaktion von Viren und Bakterien). „Die Primärversorger sind gefragt" (Überschrift im Deutschen Ärzteblatt vom 8.5.2009 zu Empfehlungen des RKI in Bezug auf Prävention und Vorgehen A/H1N1-2009) – absolut richtig! Wird beim niedergelassenen Arzt per Schnelltest die Virusinfektion festgestellt und die virale Therapie sofort begonnen, können schwere und lebensbedrohliche Verläufe vermieden werden. In der Arbeit von Donaldson [3] wird dokumentiert, dass in den meisten der schweren Fälle zu spät mit der Gabe antiviraler Medikamente begonnen worden ist. Das CDC und das Nationale Referenzzentrum Influenza am RKI haben im August 2009 die Eignung der Grippe-Schnelltests für die Erkennung des pandemischen H1N1-Virus, abhängig von der Viruskonzentration im Probenmaterial, festgestellt. In einem deutschen Ringversuch, durchgeführt vom Instand e.V., Gesellschaft zur Förderung der Qualitätssicherung in medizinischen Laboratorien, wurden mit 2 Schnelltests (Hersteller: BD, Quidel) 100 % korrekte Ergebnisse für verschiedene Konzentrationen von A/H1N1-2009 erzielt. Das entspricht den Erfahrungen in unserer Praxis. Die Anwendung der Grippe-Schnelltests ist einfach, aber nicht beliebig. Unzureichende Sensitivitäten und Spezifitäten sind oft auf die falsche Probenentnahme zurückzuführen. Auch in Kliniken werden immer wieder Fehler bei der Anwendung gemacht. Die Abhängigkeit aussagefähiger Schnelltestresultate von der für den jeweiligen Test entsprechenden sorgfältigen Probenentnahme und -weiterverarbeitung wurde von Prof. Dr. Hans W. Doerr, Direktor des Instituts für Medizinische Virologie, Universitätsklinikum Frankfurt/M., auf dem 3. Deutschen Influenza-Kongress, Erfurt, 2009, bestätigt. Seiner Ansicht nach gehört die Grippe-Schnelltestung in die Hand des erstversorgenden Arztes.

Da die meisten Menschen permanente Keimträger sind und bakterielle Koinfektionen schwere Krankheitsverläufe verursachen können, sollte die Influenza-Diagnostik stets ein Antibiogramm umfassen. Die empirische Antibiotikagabe sollte nur im Notfall erfolgen und umgehend überprüft werden, da sonst wichtige Zeit verloren geht.

13.4 Therapie

Seitdem sich herausstellte, dass das neuartige Influenzavirus nicht die befürchtete Virulenz entwickelte, wurde vor der Entstehung einer aggressiveren Mutante gewarnt. Auf dem World Summit of Antivirals, Peking, Juli 2009, war man sich deshalb einig, die entstehende Viruslast von A/H1N1-2009 niedrig zu halten. Je eher die Replikationszyklen des Virus gestoppt werden, desto geringer ist das Mutationsrisiko. Schnelles Handeln wurde auch von der WHO gefordert: „Under no circumstances should influenza diagnostic testing delay initiation of infection control practices or antiviral treatment, if pandemic (H1N1) 2009 disease is suspected clinically and epidemiologically" (aus WHO-Empfehlung, November 2009).

Die Neuraminidase-Inhibitoren Oseltamivir und Zanamivir werden von allen maßgeblichen nationalen und internationalen Behörden empfohlen, vor allem für Patienten, bei denen ein schwerer Krankheitsverlauf wahrscheinlicher ist. Zu dieser Gruppe gehören neben Personen mit den genannten Grunderkrankungen Multiple-Sklerose-Patienten mit infektionsbedingten Schüben, Patienten mit Immundefekten und T- oder B-Zellen-Restfunktion, grundsätzlich Menschen ab dem 65. Lebensjahr sowie Bewohner von Alten- und Pflegeheimen. Laut WHO zählen auch Schwangere und Mütter bis 2 Wochen nach der Geburt sowie stillende Mütter zu diesem Personenkreis. Alle diese Patienten sollen, wenn die Krankheit unkompliziert beginnt, so schnell wie möglich mit Oseltamivir oder Zanamivir behandelt werden. Bei Patienten mit initial schwerer oder progressiver Erkrankung empfiehlt die WHO den Beginn mit Oseltamivir. Immer dann, wenn Oseltamivir nicht verfügbar oder eine Resistenz dagegen wahrscheinlich oder tatsächlich eingetreten ist, soll die Alternative Zanamivir eingesetzt werden [11]. Die wenigen bislang aufgetretenen Resistenzen gegen Oseltamivir waren auf die betroffenen Patienten begrenzte Einzelfälle.

Auch Kinder mit schwerer oder rasch fortschreitender Infektion sollen unverzüglich mit Oseltamivir behandelt werden. Bei Säuglingen, die jünger als 14 Tage alt sind, kann das Medikament entsprechend der WHO mit **3 mg/kg/Dosis 1-mal täglich** und ab der 3. Woche bis zu einem Alter von 12 Monaten in gleicher Dosierung **2-mal täglich** gegeben werden [11]. In den Fachinformationen wird darauf hingewiesen, dass Oseltamivir für Kinder unter einem Jahr nur in der pandemischen Situation vorgesehen ist, und ein differenzierteres Dosierungsschema für 5 Tage angegeben:

- 0 – 1 Monat   → **2 mg/kg 2 × täglich,**
- ≥ 1 – 3 Monate   → **2,5 mg/kg 2 × täglich,**
- ≥ 3 – 12 Monate   → **3 mg/kg 2 × täglich.**

Grundsätzlich wichtig ist der Hinweis an die Patienten, deren Eltern oder die versorgenden Personen, dass die Betroffenen trotz begonnener Therapie noch infektiös sind und sich dementsprechend vorsichtig gegenüber Anderen verhalten sollen.

In den USA erhielt Ende April 2009 mit Peramivir ein dritter Neuraminidase-Inhibitor eine zeitlich begrenzte Zulassung („Emergency Use Authorization"), die erlischt, sobald der Notfall aufgehoben wird. Das Medikament wird intravenös appliziert und ist für Patienten vorgesehen, die auf die beiden anderen Medikamente nicht ansprechen oder bei denen nur eine Infusion infrage kommt. Nach ersten Ergebnissen einer Phase-III-Studie soll Peramivir **(5 Tage 300 mg oder 600 mg täglich)** mit der Standarddosierung Oseltamivir vergleich wirksam sein.

Bei den in unserer Praxis behandelten Pandemie-Patienten lag häufig eine bakterielle Koinfektion vor, sodass in einigen Fällen die zusätzliche Gabe von 2 Antibiotika (Ciproflaxacin und Cefpodoxim) sowie eine Heparinisierung nötig waren. Die übrigen Patienten konnten wir mit alleiniger antiviraler Therapie erfolgreich versorgen (Abb. 13.**5**).

13.5   Fazit

Grippe zum Üben – zum Glück! Denn wenn man sich die Gesamtentwicklung des vergangenen Jahres ansieht, welche Entscheidungen wie getroffen und teilweise revidiert wurden, welche Unsicherheiten durch Politiker, sogenannte Experten, Ärztevertretungen und Medien verursacht wurden, glaube ich, wir wären mit einer aggressiven Influenza-Pandemie überfordert gewesen. Die Situation für die „gefragten" Primärversorger wurde zumindest in Deutschland unnötig erschwert, indem bei der Schnelltestung Empfehlungen widerrufen, Abrechnungshürden aufgebaut und ein problematischer Impfstoff zur Verfügung gestellt wurden. Die zusätzlichen Mehrausgaben der gesetzlichen Krankenversicherung für die Pandemieimpfung werden auf 500 Millionen Euro geschätzt – ein Grippe-Schnelltest kostet etwa 12 Euro. Hohe und bei Influenza zum Teil vermeidbare Kosten entstehen auch durch intensivmedizinische Behandlungen wie Beatmungen mit Herz-Lungen-Maschine, die sich insgesamt auf ca. 2000 Euro pro Patient und Tag belaufen können. Akute Situationen wie plötzliches Lungenversagen durch Influenzainfektion sind selbstverständlich ein Fall für sofortige und optimale stationäre Ver-

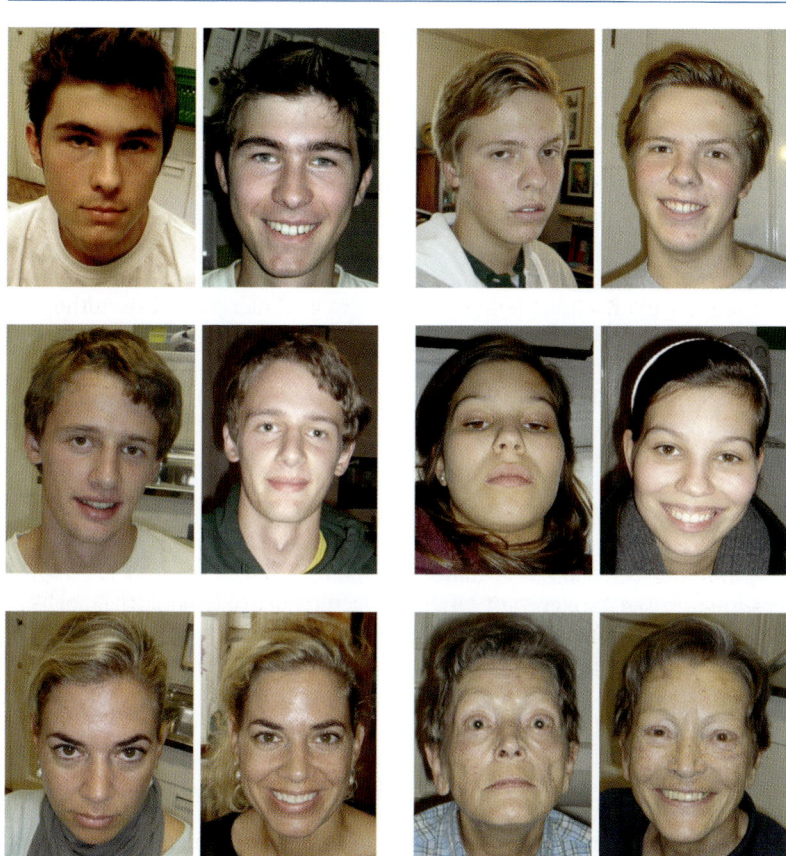

Abb. 13.**5** Einige unserer A/H1N1-2009-Patienten, fotografiert im Sudden Onset und nach antiviraler Therapie. Oben links: Erster Patient mit neuartiger Influenza in unserer Praxis (Quelle: G. E. Vogel).

sorgung. Doch soweit muss es häufig gar nicht erst kommen, wenn außerhalb der Kliniken schnell und sicher die ursächlich virale Komponente diagnostiziert und gezielt behandelt wird. Die Influenza gehört zu den akuten Krankheiten, bei denen der kritischste Faktor die Zeit ist – wir sehen es bei foudroyanten Verläufen und der Virus-Bakterien-Interaktion. Daher gilt: „Ziel der Therapie ist es, Zeit zu gewinnen" (Raymond Koff). Die Rolle des Hausarztes muss dafür gestärkt werden, dann wird es auch nicht zu Überlastungen von Intensivstationen kommen – was u. a. einen kostendämpfenden Effekt hätte.

Die internationalen Empfehlungen und Erfahrungen bestätigen das Prinzip der Frühzeitigkeit. Idealerweise sollte das für die Schutzimpfung gelten. Hier wird es auf die Entwicklung verbesserter und schnellerer Herstellungsverfahren (z. B. mit Zellkulturen statt Hühnereier) ankommen. Aber schon mit sorgfältiger Beachtung intensivierter Hygienemaßnahmen, dem konsequenten Einsatz von Schnelltest und antiviraler und gegebenenfalls antibiotischer Therapie besteht die realistische Möglichkeit, das Prinzip *„lokal handeln, um global zu stoppen"* umzusetzen.

Literatur

[1] Palese P. Vorlesung zur Verleihung des Robert-Koch-Preises, Berlin, 3.11.2006

[2] Presanis AM et al. The severity of pandemic H1N1 influenza in the United States, from April to July 2009: A Bayesian Analysis. PLoS Med 2009; 6(12): e1000207. DOI:10.1371/journal.pmed.1000207

[3] Donaldson LJ et al. Mortality from pandemic A/H1N12009 influenza in England: public health surveillance study. BMJ 2009; 339: b5213

[4] Childs RA et al. Receptor-binding specificity of pandemic Influenza A (H1N1) 2009 virus determined by carbohydrate microarray. Nat Biotechnol 2009; 27: 797–799

[5] Tumpey TM et al. Transmission and pathogenesis of swine-origin 2009 A (H1N1) influenza viruses in ferrets and mice. Science 2009; 325: 484–487

[6] Dawood FS, Novel swine-origin influenza A (H1N1) virus investigation team. Emergence of a novel swine-origin influenza A (H1N1) virus in humans. N Engl J Med 2009; 360: 2605–2615

[7] Center for Disease Control and Prevention. Serum Cross-reaktive Antibody Response to a Novel Influenza A (H1N1) Virus After Vaccination with Seasonal Influenza Vaccine. MMWR 2009; 58: 521–524

[8] Palacios G, Hornig M et al. Streptococcus pneumoniae coinfection is corelated with the severity of H1N1 pandemic influenza. PloS ONE 2009; 4: e8549. DOI: 10.1371/jounal.pone0008540

[9] Garcia-Garcia L et al. Partial protection of saisonal trivalent inactivated vaccine against novel pandemic influenza A/H1N1 2009: case-control study in Mexico City. BMJ 2009; 339: b3928

[10] Borja-Aburto VH et al. Infection and death from influenza A H1N1 virus in Mexico: a retrospective analysis. Lancet 2009; DOI: 10.1016/S0140-6736(09)61638-X

[11] WHO Guidelines for Pharmacological Management of Pandemic Influenza A(H1N1) 2009 and other Influenza Viruses, Revised February 2010

Nachwort und Danksagung

Schon durch die jährlichen epidemischen Grippewellen wussten wir um die globale Problematik dieser Infektionskrankheit. Dann erlebten wir mit der A/H1N1-Pandemie die ganze Ausbreitungsdynamik. Rückblickend auf das Jahr 2009 sind wir von der Forderung Neil Fergusons überzeugter denn je: „Lokal handeln, um global zu stoppen." Dies lässt sich auch in der pandemischen Situation erreichen, wenn die nächste Praxis neben unserer ebenso handelt wie wir und bekannte Instrumente mit aller Konsequenz genutzt werden. Und dank Mark von Itzstein verfügen wir über die entscheidende therapeutische Substanz. Jeder neue Patient macht uns noch sicherer, diese Botschaft an die Patienten und Kollegen zu bringen.

Wir lernen täglich von unseren Patienten, so war es auch während der Pandemie. Die Möglichkeit, Ihnen auf der Basis eines umfassenden Krankheitsverständnisses helfen zu können, verdanke ich vielen Menschen, ihrer Unterstützung und ihrem Vertrauen, ihrer Kritik und Anregung sowie der Zusammenarbeit mit ihnen. So war es Dr. Barbara Schäfer, die uns 1998 in eine Doppelblind-Studie für Oseltamivir einbinden wollte. Auf der anderen Seite vertraute auch Dr. Stefan Siewers unserer praktischen Erfahrung und bot uns die Zusammenarbeit für Zanamivir an. 1999 haben wir uns jedoch aus der Überzeugung, sofort helfen zu können und zu müssen, für den Heilversuch entschieden. In der Folge hatten wir durch Dr. Rolf Heckler, damals Leiter des Nationalen Referenzzentrums Influenza, über viele Jahre eine sehr wertvolle Unterstützung für die PCR-Bestimmung und weitere Virusanalytik. Wir sind ausgesprochen froh, dass wir in diesem Bereich nun mit Prof. Hans W. Doerr, Direktor des Instituts für Medizinische Virologie, Universitätsklinikum Frankfurt/M., zusammenarbeiten können.

Als es gerechtfertigt war, Ergebnisse und Erfahrungen zu publizieren, wurde das möglich durch die enge Kooperation mit Prof. Werner Lange (†, ehemals Leiter des Influenzareferats am RKI) und Prof. Peter Wutzler, Direktor des Instituts für Virologie und Antivirale Therapie am Universitätsklinikum Jena und Präsident der Deutschen Vereinigung zur Bekämpfung der Viruskrankheiten (DVV). Dr. Michael Schöttler (Roche Pharma AG) gebührt das Verdienst, früh ein Überwachungssystem aufgebaut zu haben, das die klinische Beurteilung und damit Therapie der Influenza absicherte. Dieses Prinzip wird heute durch Internetinstrumente wie Google global erweitert. Schon

1999 wurde uns die Bedeutung der schnellen Grippediagnose im Sinne eines Bedside-Tests bewusst. Seit dieser Zeit vertrauen wir auf die Kompetenz der Quidel Corporation, San Diego, USA, und durch die sehr gute Zusammenarbeit mit Dr. Reinhard Möller und Dr. Robert Passas (beide Quidel) konnten wir das Thema Grippe-Schnelltest vorantreiben. Ganz notwendig ist die Nähe zur Bakteriologie und dort fanden wir Dr. Thomas Back, mit dem wir täglich die viralen und bakteriologischen Befunde diskutieren können. Eine enge kollegiale und wissenschaftliche Verbindung ist dem Leiter der Rechtsmedizin an der Charité, Berlin, Prof. Michael Tsokos zu danken. Das gilt genauso für Prof. Rudolf Blasini und Prof. Markus Schwaiger, denen ich wertvolle unterstützende kardiologische und nuklearmedizinische Kooperationen verdanke. Meinem wissenschaftlichen Vorbild Prof. Dr. Dr. Dr. h.c. Peter Hans Hofschneider (†) verdanke ich die Zusammenarbeit mit Thelma Coutts, die als Übersetzerin zum Gelingen internationaler Publikationen beiträgt. Nicht vergessen möchte ich in diesem Zusammenhang Michael Gröbke mit seinem Studio, der auch unter größtem Zeitdruck die Gestaltung unserer Kongress-Booklets immer geschafft hat. Unter dem klinischen Eindruck „ein Bild sagt mehr als tausend Worte" haben wir Dr. Regula Kunkel die künstlerische Umsetzung des klinisch Empfundenen zu verdanken.

Das alles wäre nicht ohne die seit Universitätszeiten tägliche Mitwirkung meiner Assistentin Charlotte Komm möglich gewesen. Ihr gilt mein ganz besonderer Dank. Neben ihrem hoch motivierten Engagement für die Patienten und dem Praxismanagement hat sie sich auch der unerlässlichen Computer- und Informationstechnologie angenommen, versiert unterstützt von Patrick Parusel.

Nachdem wir im Jahre 2000 schon ein Buch über Influenza im Georg Thieme Verlag vorlegen konnten, bestand lange auf beiden Seiten der Wunsch, das Begonnene zu aktualisieren und neu aufzulegen. Bisher scheiterte das Vorhaben schlicht am Faktor Zeit. Dann kam unerwartete Hilfe von Joachim Ortleb, dem Leiter der Medizinischen Kommunikation im Verlag, der mir mit dem medizinischen Redakteur Matthias Manych professionelle Hilfe vermittelte. Zurückschauend möchte ich sagen, es war ein großes Glück und erfüllt den Satz meiner Mutter: Nichts ist zufällig, alles ist fällig. Neben seiner redaktionellen Arbeit möchte ich die Zeit der täglichen konsiliarischen Diskussion neuester Daten, Meldungen aus dem Internet und klinischer Beobachtungen mit ihm nicht missen. Dem klinischen Mediziner stand der studierte Biologe zur Seite – den einen interessierte die Klinik, den anderen die exakte Naturwissenschaft. Dafür mein aufrichtiger inniger Dank.

Für die aktualisierte Fassung dieses Buches war ich in der glücklichen Situation, wieder mit der Mannschaft zusammenarbeiten zu können, die mich schon bei der 1. Auflage 2007 hervorragend unterstützte. Mit ihrer unverändert großen Motivation, das Wissen über Influenza und ihre Bekämpfung zu erweitern, gelang diese Aufgabe. Allen voran gehört Charlotte Komm und Matthias Manych erneut mein herzlicher Dank.

Die konsequente Beachtung des Leitsatzes „wer die Influenza kennt, kennt die gesamte Virologie" hat uns der Forderung Frank Nagers, „die Heilkunst muss eine dienende Disziplin bleiben, sie ist mehr als nur eine mathematisch-experimentelle Wissenschaft", wieder nähergebracht. Immer mehr bestätigt sich unsere Aussage zur 3. Europäischen Influenza-Konferenz, Portugal, 2008: Der Hausarzt – Schlüsselfigur und Zukunftsmodell in der Patientenversorgung bei Influenza und anderen Atemwegsinfektionen.

Sachverzeichnis